妇科炎症真相

主　编　　王玉华　　王　青　　魏保生

编　委　　魏保生　　刘月梅　　王玉华　　贾彦彩
　　　　　霍利敏　　王　青　　王建国　　牛换香
　　　　　刘　颖　　刘庆华　　刘红旗　　贾竹清
　　　　　高幼帛　　谭建平　　魏　云

中国医药科技出版社

内容提要

妇科炎症是常见多发疾病，包括外阴阴道炎、宫颈炎、盆腔炎、附件炎等多种疾病。本书遵循科学性、权威性、实用性、普及性的原则，从常见妇科炎症的认知、误区、病因、临床表现、诊断、鉴别诊断和各种治疗方法以及预防康复对其进行了全面的叙述。本书是妇科疾病的百姓家庭防治理想必备读物，也可作为基层医疗机构医生的临床参考用书。

图书在版编目（CIP）数据

妇科炎症真相 / 王玉华，王青，魏保生主编. —北京：中国医药科技出版社，2017.10

ISBN 978 - 7 - 5067 - 9585 - 2

Ⅰ. ①妇… Ⅱ. ①王… ②王… ③魏… Ⅲ. ①妇科病—炎症—防治 Ⅳ. ①R711. 3

中国版本图书馆 CIP 数据核字（2017）第 221141 号

美术编辑　陈君杞
版式设计　张　璐

出版　中国医药科技出版社
地址　北京市海淀区文慧园北路甲 22 号
邮编　100082
电话　发行：010 - 62227427　邮购：010 - 62236938
网址　www. cmstp. com
规格　710 × 1020mm 1/16
印张　9¾
字数　164 千字
版次　2017 年 10 月第 1 版
印次　2017 年 10 月第 1 次印刷
印刷　北京市密东印刷有限公司
经销　全国各地新华书店
书号　ISBN 978 - 7 - 5067 - 9585 - 2
定价　**25. 00 元**

前　言

　　恶毒的东西并不都是以丑恶的面目出现，就像坏人的脸上不会刻着字一样。从禽流感到黑死病，人类史上不断有大规模疾病暴发。而且科学家也一直在致力于阻止最新、最致命的病原菌、病毒和原生生物暴发。这些病原体对人类健康构成极大威胁，但透过显微镜观看，它们无论是外表还是结构都只能用"美"来形容：绿色的绒球上盛开着朵朵蘑菇——这是艾滋病病毒；缀满珠宝的皇冠熠熠闪光——这是有着华丽外形的"非典"元凶冠状病毒……

　　妇科炎症就是由这些病原微生物引起的炎症。本书分三篇：上篇是"看不见"的美丽杀手——炎症的罪魁祸首；中篇是妇科炎症大揭秘；下篇是做"无炎"的幸福女人。全书本着一切为了健康的目标，遵循科学性、权威性、实用性、普及性的原则，简明扼要地介绍了妇科炎症的方方面面，旨在提高大众对妇科炎症的认识，消除医学知识的不对等。本书是寻常百姓家庭防治妇科疾病的理想必备读物，也可作为基层医疗机构医生的临床参考用书。

　　由于编写水平有限，难免有存在疏漏与不足之处，敬请读者批评指正

编者

2017 年 6 月

目 录

中篇　妇科炎症大揭秘

下篇　做"无炎"的幸福女人

"看不见" 的美丽杀手

——炎症的罪魁祸首

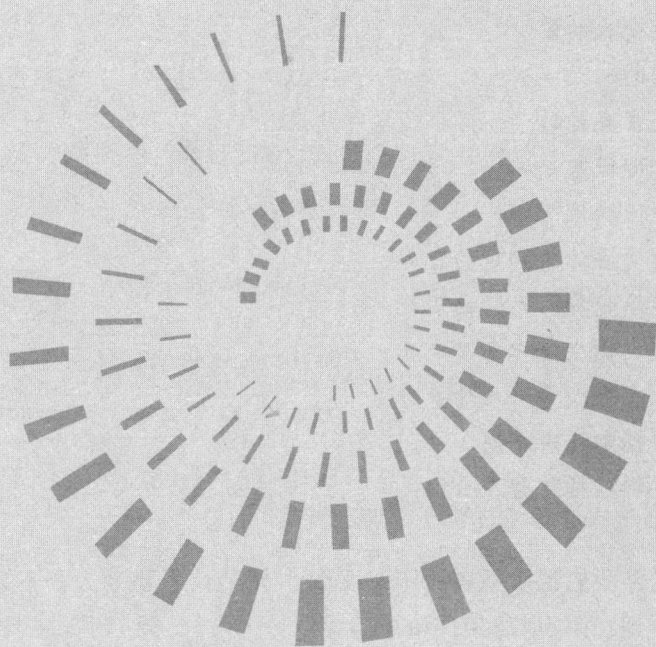

第一章 无处不在，无时不在

—— 我们生活在微生物的世界中

微生物既是敌人又是朋友

—— 我们一生一世的朋友与敌人

由歌手水木年华组合演绎的《一生有你》这样唱道：

以为梦见你离开
我从哭泣中醒来
看夜风吹过窗台
你能否感受我的爱
等到老去的一天
你是否还在我身边
看那些誓言谎言
随往事慢慢飘散
多少人曾爱慕你年轻时的容颜
可是谁能承受岁月无情的变迁
多少人曾在你生命中来了又还
可知一生有你我都陪在你身边
当所有一切都已看平淡
是否有一种精致还留在心田

其实，陪伴我们形影不离的不是父母、兄弟，不是爱人，不是朋友和知己，而是肉眼看不到、摸不着的细小的微生物。

那么什么是微生物呢？我们首先给微生物下个定义：微生物是一类我们肉眼不能直接看见，必须借助光学显微镜或电子显微镜放大几百倍或几千倍甚至几万倍才能观察到的微小生物。

由此看来，微生物最显著的特点就是：小，小得比灰尘还小，必须在显微镜下才能看到。所以，测量微生物的单位是微米（μm，$1mm=1000\mu m$）。

中等大小的细菌，1000个叠加在一起只有句号那么大。想像一下一滴牛奶，每毫升腐败的牛奶中约有5000万个细菌，或者读每升牛奶中细菌总数约为50亿。

有科学家统计过，人体要10万个细菌才能引起感染，有了这个数据，我们大可不必小题大做了。

这样，根据微生物微小的基本点，其他特点就可以推导出来了：因为小，所以到处可以发现，随处可以藏身，故而，种类繁多，分布广泛；越是小的东西，繁殖就越快，越是小的东西，变化越快，故而，结构简单，繁殖迅速，容易发生变异。

可以说，微生物因为小，所以无孔不入。这也有很重要的现实意义，我们戴口罩的时候，一定要选择孔径比较小的口罩，否则口罩只是个装饰或者只是把灰尘挡住，而挡不住微生物。常言道：知识就是力量，这便是我给大家介绍微生物知识的原因。知道了微生物非常小的知识后，就可以明白肉眼看上去很干净的地方，实际上有着微生物的"千军万马"，用肥皂或洗手液才能把它们抑制住或者杀灭它们。

正如人有男人、女人之分，那么微生物是如何分类的呢？

为了大家更好地理解微生物的分类，首先大家要理解几个生物学和医学的基本概念。

有人说人是上帝创造的，有人说人是进化而来的，这不是我们讨论的话题，但是没有人不承认人体是非常精密而协调的一个"机器"。能够坐立卧行，能够表达喜怒哀乐，能够吃喝玩乐。而这些全依仗人体的八大系统，它们是：运动系统、神经系统、内分泌系统、循环系统、呼吸系统、消化系统、泌尿系统、生殖系统。这些系统协调配合，使人体内各种复杂的生命活动能够正常进行。运动系统让我们随心所欲地活动，神经系统让我们思考问题，有爱恨情仇的情绪；内分泌系统让我们身体内平衡，协调一致；循环系统在体内输送营养和氧气，供给身体各个部分能量；呼吸系统让我们从外界获得氧气，同时排出二氧化碳；消化系统让我们从外界获得食物和水等营养物质；泌尿系统把体内产生的废物排出体外；生殖系统让我们繁衍和自我复制。这是人体宏观的第一个层次。

每个系统由若干个器官构成。例如，循环系统是由血液、淋巴及其借以循环流动的管道组成的系统，即心脏和血管两大部分，也叫做心血管系统。心脏和血管就是构成循环系统的器官。

组成每种器官的最基本单位是细胞，细胞是我们生命活动的基本单位。除病毒之外的所有生物均由细胞所组成，但病毒生命活动也必须在细胞中才能体现。

一般来说，细菌等绝大部分微生物以及原生动物是由一个细胞组成，即单细胞生物；高等植物与高等动物和人则是多细胞生物。典型的细胞由细胞壁、细胞膜、细胞质（内含细胞器）和细胞核四部分组成。

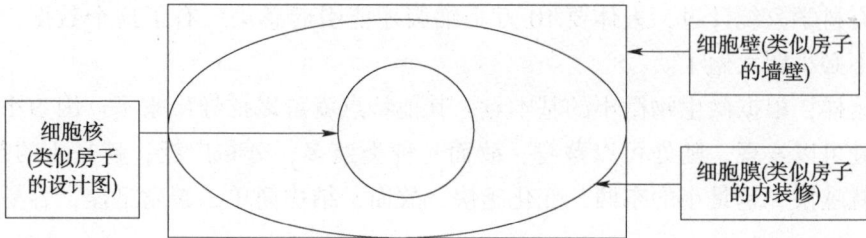

如果把人体比作一幢房子，那么细胞就像一个一个的房间。细胞壁正如房子的墙壁，在细胞的最外侧。但要注意的是，人体内的细胞并不存在细胞壁，因为只有植物和细菌才有细胞壁。当有人问你人体细胞组成时候的，千万别出丑说人体细胞包括细胞壁啊！

细胞膜是人体细胞最外层，是植物和细菌的第二层。细胞膜好比是房子的内装修。

细胞质就是细胞膜以内和细胞核以外的物质，其中包括细胞内的细胞器，正如房子内的桌子、椅子、冰箱等。

细胞内的核心就是细胞核，正如房间里的保险柜，里面放着建造房子的图纸。

因为细胞核控制了我们的遗传，正如保险柜内的图纸设计了这间房子是方的，还是圆的。当然细胞核也有一层膜保卫，这层膜就叫细胞核膜，但是太啰唆，所以简称核膜。

既然细胞核控制细胞的遗传，那么遗传物质的神秘面纱又是什么呢？

遗传物质基础叫做核酸，核酸是生命的最基本物质之一，它不仅是基本的遗传物质，而且在蛋白质的生物合成上也占重要位置，因而在生长、遗传、变异等一系列重大生命现象中起决定性的作用。生命的重要性是能自我复制，而核酸就能够自我复制。蛋白质的复制是根据核酸所发出的指令。

世界上各种有生命的物质都含有蛋白体，蛋白体中有核酸和蛋白质，至今还没有发现有蛋白质而没有核酸的生命。但在有生命的病毒研究中，却发现病毒以核酸为主体，蛋白质和脂肪以及脂蛋白等只不过充作其外壳，作为与外界环境的界限而已，当它钻入寄生细胞繁殖子代时，把外壳留在细胞外，只有核酸进入细胞内，并使细胞在核酸控制下为其合成子代的病毒。

这种现象，就像人和汽车的关系。即把核酸比为人，蛋白质比作汽车，人驾驶汽车到处跑，外表上看，人车一体是有生命运动的东西，而真正的生命是人，汽车只是由人制造的载人的外壳。

天然存在的核酸可分为：脱氧核糖核酸（把这个名词的英文字母的头写字母大写，就缩写成 DNA）和核糖核酸（同样，缩写为 RNA）。对于这两个名词大家也不必惊慌，正如我们看到外国人的名字一样。少见才会多怪，你多念几遍自然就熟悉了，况且记住 DNA 和 RNA 并不难。试试把"大闹啊"（DaNaoA）的三个字的第一个字母大写，不就是 DNA 吗？把"热闹啊"（ReNaoA）的三个字的第一个字母大写，不就是 RNA 吗？

扯远了，回到正题，通常所说的遗传物质就是 DNA。DNA 贮存细胞所有的遗传信息，是物种保持进化和世代繁衍的物质基础。而 RNA 辅助 DNA 完成遗传功能。

既然控制遗传的物质是 DNA，那么生命的物质基础又是什么？蛋白质是生命的物质基础，没有蛋白质就没有生命。因此，它是与生命及与各种形式的生命活动紧密联系在一起的物质。机体中的每一个细胞和所有重要组成部分都有蛋白质参与。蛋白质占人体重量的 16.3%，即一个 60 公斤重的成年人其体内约有蛋白质 9.8 公斤。人体内蛋白质的种类很多，性质、功能各异。

至此，我们我们可以这样理解微生物的三大类。

第一类：非细胞型微生物

"非"就是"无"，即这类微生物没有细胞结构，由单一核酸（DNA 或 RNA，还记得"大闹啊"和"热闹啊"吗？）和蛋白质构成，必须在活细胞内增殖。最典型的就是病毒。

需要强调的是病毒必须要在或细胞内才能生存，单独并不能生存，也就是说，只要没有我们人体的细胞，病毒是不能得逞的。可见病毒是非常狡猾的，它们站在巨人的肩膀上，或者可以称作人体的"寄生虫"。可见讲究卫生和做好隔离，少去公共场所多么重要。这是因为，不接触病毒，它们是不会自动找上门的，也不会自发由我们人体产生，一句话，要想不感染病毒，"洁身自好"是最好和最有效的方法。

第二类：原核细胞型微生物

一般为单细胞，即一个细胞，细胞核非常原始，没有核膜，细胞器也不完整。包括细菌、衣原体、支原体、螺旋体、立克次体、放线菌 6 种。我简称它们为"二菌四体"。这 6 种微生物是对我们人体最有意义的一类，因为，种类最多，而且最常见。

第三类：真核细胞型微生物

这类微生物可以说单细胞（一个细胞）或是多细胞组成，具有完整的细胞结构，细胞核分化程度高，有核膜，细胞器完整，最典型的就是真菌。虽然我们人类也属于真核细胞型生物，但我们不是微生物！

下面我来谈谈微生物与人类的关系。

首先我们最关心的是所谓的病原微生物：病原微生物是指存在于自然界，以各种方式侵入人体，引起人类疾病的微生物，包括细菌、衣原体、支原体、螺旋体、立克次体、放线菌和真菌。简单地理解就是能引起我们生病的微生物就叫病原微生物。

毕竟"坏人"是少数，也就是病原微生物的比例很小。其实，正常微生物占绝大多数，这就是正常微生物丛，正常微生物丛是指寄居于人体的体表及人体与外界相同的腔道内的对人体无害的微生物丛，包括细菌、衣原体、支原体、螺旋体、立克次体、放线菌、病毒和真菌，习惯上称之为正常菌群。

还有一层关系就是条件致病性微生物：条件致病性微生物是指正常情况下寄居于人体各部位，在一定条件下（机体抵抗力下降、正常寄居部位改变、菌群失调等）引起人类疾病的微生物。习惯上称之为条件致病菌或机会致病菌。所以，保持良好的身体状态，别让坏家伙乘虚而入，有着很重要的现实意义。

看来人世间的道理一样可以用在微生物上。好人占绝大多数，正常微生物丛也占绝对多数；坏人占少数，病原微生物也占少数；变坏的好人占一小部分，条件致病性微生物也占一小部分。

致病于无形

——肉眼看不见的微生物是感染（炎症）与肿瘤的罪魁祸首

病原微生物可称得上是典型的"隐形杀手"。这是由于它们体积微小，我们肉眼并不能看见他们。

我们几乎每个人都有个脸上长痘的经历，中医讲是上火了，其实，个别毛囊的细菌感染就会引起疖子，起初红肿，如果触摸就会发痛，最后冒出脓尖，几天以后就好了。

这就是一个典型最轻的细菌感染过程。那我们再来了解什么是感染。

感染是指细菌等病原微生物在与人体防御功能相互作用并引起不同程度损伤的病理过程。引起感染的微生物可来自人体体外，也可来自人体体内。来自人体体外的微生物感染称为传染。由此引起的疾病在人与人之间或人与动物之间通过一系列方式或途径进行传播称为传染病。

病原微生物的致病性是由其本身的毒力决定的，但能否侵入机体引起疾病则取决于其与人体之间的相互作用，并与多种因素有关。所以对人体而言，病原微生物是一个相对的概念。

　　微生物与人类之间在漫长的进化过程中一直存在着相互斗争，并已形成了相互适应、相互依存又相互斗争的关系。感染是微生物同人体相互斗争过程中所表现出来的一种生命现象。在同微生物相互斗争过程中，人体机体逐渐形成了免疫防御功能，成为决定感染能否发生的另一因素。

　　随着人类文明的快速发展，微生物与人体个体间的自然结构关系也发生着变迁。现在许多肆虐横行给人类造成巨大灾难的传染病如鼠疫、霍乱、伤寒、痢疾等得到有效的控制。但一些正常菌群在一定条件下则转化为机会致病菌，而后者在过去通常被认为是毒力弱或不致病的。当前，一些新现与再现感染以及以细菌为主的微生物耐药性问题已被认为与人类行为直接或间接有关。

　　癌症与微生物的关系越来越受到人们的重视，这既是这项科研工作的主题之一，也是科学家关注的癌症病源之一。早在100年前，医生们就注意到，子宫颈癌和性乱行为之间存在联系，这种联系非常紧密，绝不是巧合。后来发现人类乳头瘤病毒是引起子宫颈癌的罪魁祸首。知道了这一点，性卫生习惯的重要也就不言而喻了。

　　乙型肝炎与肝癌之间的联系也是确定无疑的。医学上有个著名的"三部曲"，它指的就是乙型肝炎病毒导致肝炎，这是第一步；肝炎长期不愈就会导致肝硬化，这是第二步；最后在肝硬化的基础上发生肝癌。这里要特别强调的是不是所有的乙型肝炎都会发展到肝癌，这因人而异。不然碰巧有读者有乙肝看到这里就吓得抑郁，天天怀疑自己会得肝癌。这便是理解的片面性，"盲目比无知更加可怕"，其实，只有很少一部分患者会走这"三部曲"，大部分人是停留在第一步上。如果能控制好，乙型肝癌不会恶变成癌症。

　　幽门螺杆菌是引起慢性胃炎和胃溃疡的元凶，同时幽门螺杆菌与胃癌间的联系非常值得重视。胃细胞发生突变以避免受到细菌的损害，这种突变可能导致癌症。在这个阵营中，幽门螺杆菌是最险恶性的微生物之一。有一类正在研究中的恶性淋巴瘤是在胃中有幽门螺杆菌引起发炎时产生的，并且只在这种情况下产生。约有70%患有淋巴瘤的幽门螺杆菌感染患者在接受适当的抗生素治疗后，症状开始消失，所以早诊断、早治疗可有助于遏止癌症。

　　这里再举另外病毒引起疾病的三个例子：

　　白血病并不是遗传疾病，其中 HTLV－1 病毒与白血病有关。

　　EB 病毒与淋巴瘤和鼻咽癌关系密切。

　　艾滋病病毒可以引起卡波济肉瘤，是艾滋病患者晚期并发症之一。

　　因此，了解和掌握微生物对人体的影响不单单是感染那么简单，也许有一天人们会发现，原来很多肿瘤与微生物的感染不无关系，因此，预防并与微生物和谐相处是很重要的。

　　请记住这些隐形杀手的名字，它们是：乙型肝炎病毒、艾滋病病毒、EB 病毒、HTLV－1的逆转录酶病毒、幽门螺杆菌、人类乳头瘤病毒，为了我们的健康，远离它们吧！

过分讲究卫生伤害了我们的"朋友"

——有益的微生物

先来看看下面三种过分讲究卫生的习惯：

第一种：洗脸过多。

第二种：刷牙过久。

第三种：洗澡时擦肤过猛。

可是结果呢？

（1）洗脸过多会使脸部保护皮肤的皮脂膜受到经常性破坏，导致皮肤受更多的刺激而容易衰老。

（2）刷牙可清洁口腔和牙齿，防止牙病和口腔炎症及诱发的风湿病、肾炎等，但刷牙时间过久会使牙龈损伤，不利于牙齿生长，还会导致牙周发炎。

（3）人体上的皮肤脱落层仅厚0.1毫米，是阻挡病菌和侵害射线的天然防线，洗澡狠搓会使这层皮质受损，病菌和有害射线就会乘虚而入，使人易患毛囊炎甚至疖肿及败血症。

可见，不能因为微生物到处都是，我们便草木皆兵，每天诚惶诚恐，生活在不安中。其实，人体是离不开细菌的。

益生菌是指能够在人或动物体内存活，对人体的生命健康有益的一类微生物，是人胃肠道共生微生物。主要有蜡样芽孢杆菌、枯草芽孢杆菌、乳酸杆菌、乳酸球菌、粪链球菌、双歧杆菌等。

细菌对于人类有益的有：大肠埃希菌和乳链球菌能合成维生素 B_1、维生素 B_{12}、维生素 B_5、叶酸及维生素 C、维生素 K 等。双歧杆菌产酸造成酸性环境可促进对维生素 D、钙、铁的吸收。唾液链球菌产生的 H_2O_2 抑制脑膜炎球菌生长，大肠埃希菌素可抑制痢疾杆菌生长。

抗生菌能抑制别种微生物的生长发育，甚至杀死别种微生物的一些微生物。其中有的能产生抗生素，主要是放线菌及若干真菌和细菌等。抗生素广泛地应用可以治疗许多微生物感染性疾病和某些癌症等。

最早是弗莱明从青霉菌抑制其他细菌的生长中发现了青霉素，这对医药界来说是一个划时代的发现。后来大量的抗生素从放线菌等的代谢产物中筛选出来。抗生素的使用在第二次世界大战中挽救了无数人的生命。

下面我们来具体看看人体的正常菌群及其分布：

在正常人体表面及与外界相通的眼结膜、口腔、鼻咽部、肠道、泌尿生殖道等腔道黏膜表面存在着数量巨大种类繁多的对人无害而有益的微生物即正常微生物群。据估计在人体表和腔道内定植的细菌达 10^{14} 之多，相当于正常成人体细胞数的 10 倍。正常菌群在人体内的分布种类和数量随部位不同而异。但必须指出，人体许多组织器官在正常情况下是无菌的，如血液、脑组织、心脏、肝、脾、肾、胸腔和腹腔等。

一、正常菌群的生理作用

1. 生物拮抗

（1）占位性保护作用：正常菌群与上皮细胞结合而黏附，并能形成细菌生物膜，发挥屏障和占位性保护作用，使外来致病菌不能侵入和定植。

（2）产生对外来致病菌有害的代谢产物如不饱和脂肪酸、H_2O_2 等。

（3）营养竞争作用。

2. 营养作用

正常微生物群参与机体物质代谢、营养物质转化和合成。如肠道内脆弱类杆菌和大肠埃希菌可产生维生素 K 和维生素 B 族，乳杆菌和双歧杆菌可合成维生素 B_3、叶酸等供人体利用。

3. 免疫作用

正常菌群作为抗原既能促进机体免疫系统发育，也能刺激其发生免疫应答，产生的免疫物质（抗体和淋巴细胞等）既可限制正常菌群本身的危害作用，也可对与正常菌群有共同抗原的致病菌发挥抑制或杀灭作用。如双歧杆菌能诱导黏膜下浆细胞产生抗体，发挥黏膜表面抗感染作用，还能激活黏膜的淋巴细胞，以杀伤胞内寄生菌（伤寒菌）和病毒。

4. 抗衰老作用

正常菌群中双歧杆菌、乳杆菌及肠球菌等可清除自由基的毒性，保护组织细胞免受其损伤而发挥抗衰老作用。

5. 抗肿瘤作用

正常菌群中双歧杆菌、乳杆菌均具有抑制肿瘤作用。

二、人体各部位的微生态系

人体不同部位的正常微生物群及其所在部位环境具有各自的特点，是人类在长期进化中形成的；了解不同部位微生态系的基本组成、特点及影响因素对感染特别是机会性感染的诊断和防治有重要作用。

1. 皮肤

如果有人问你：人体最大的器官是什么？答案就是皮肤。既然最大，那么受侵害的机会也最多。皮肤正常微生物群不仅能防御外来病原菌入侵，而且有营养作用，还能发挥免疫及自净等生理功能。

皮肤最重要的常驻菌是丙酸杆菌和表皮葡萄球菌。寄生在皮脂腺中的丙酸杆菌能分解其中三酰甘油为脂肪酸，对金黄色葡萄球菌和链球菌等暂住菌和某些潜在致病菌有抑制和溶解作用。

2. 口腔

由定居在口腔中的 300 多种细菌和其他微生物与人体构成，可见为什么我们要建议一天刷三次牙了。口腔链球菌、放线菌、棒状杆菌等为优势菌群，也就是说，它们占绝大多数。口腔感染性疾病主要是口腔微生态失调的结果。

3. 食管与胃

幽门螺杆菌和螺旋体被认为是食管与胃中的原籍菌群，或者说是"土著居民"。幽门螺杆菌与胃炎、胃溃疡及胃癌特别是胃淋巴瘤密切相关。

4. 肠道

肠道微生物群组成人体内最为庞大的微生态系。肠道微生物约占人体微生物总量的 80%，以细菌为主，占粪便总量的 30% ~ 40%，其中厌氧性细菌为需氧菌的 100 ~ 1000 倍。这就是我们为什么要便后洗手的原因。

5. 呼吸道

呼吸道正常菌群可刺激机体产生全身或局部特异性抗体，是防御外来微生物入侵的重要生物屏障。

健康人上呼吸道定植有需氧、微需氧及厌氧菌，多达 21 个菌属 200 多个菌种，主要有链球菌、葡萄球菌、奈瑟菌属、类白喉棒状杆菌等。

因为儿童局部免疫功能尚不完善，所以，冬季呼吸道感染是儿童主要的发病原因。

6. 阴道

健康妇女阴道中存在约 29 种微生物，其中厌氧菌与需氧菌之比为 5:1，主要有乳杆菌、肠杆菌、丙酸杆菌、梭杆菌、表皮葡萄球菌和大肠埃希菌等。其中乳杆菌具有产生酸性生存环境、生物屏障及免疫激活作用。

过分不讲究卫生助长了我们的"敌人"

——不可小视的有害的微生物

记得在美国留学期间，看过著名黑人女主持奥普拉曾经做过一期节目，就是关于去卫生间前后人们洗手的时间，结果显示，绝大部分人都是应付，只有短短的几秒或是象征性或者习惯性地洗手，而不是真正意义的便后洗手。当然现在越来越多的人注意卫生了，然而做得并不到位。检查一下你是否有下面的十个不讲卫生的习惯呢？

1. 随地吐痰。
2. 随手扔垃圾。
3. 吃饭前不洗手。
4. 上完厕所不洗手。
5. 不洗澡。
6. 不换衣服。
7. 早晚不刷牙。
8. 喝生水不喝开水。
9. 随地大小便。
10. 滥用药物。

如果有请大家赶快纠正，培养良好的卫生习惯对人对自己都有好处，何乐而不为呢？

翻脸不认人的"朋友"

——不利条件下正常微生物可以致病

微生物对人类最重要的影响之一是导致传染病的流行。在人类疾病中有50%是由病毒引起。世界卫生组织公布资料显示：传染病的发病率和病死率在所有疾病中占据第一位，微生物导致人类疾病的历史，也是人类与之不断斗争的历史。在疾病的预防和治疗方面，人类取得了长足的进展，但是新现和再现的微生物感染还是不断发生，像大量的病毒性疾病一直缺乏有效的治疗药物。一些疾病的致病机制并不清楚。

我曾经在美国切过阑尾，倒不是本身阑尾切除对我有什么影响，有一件事倒是意味深长。那就是做完手术后，主治医师给我吃抗生素，结果我起了满嘴的口疮，原来，主治医师按照美国的剂量给我用药，剂量过大把我正常消化道的有益菌给杀死了，让本来没有害处的真菌，兴风作浪。

防止"潜在危险"成为真正危险的方法，我给大家都建议就是：

第一，要讲究卫生；第二，要保持良好的身体状态；第三，不乱用抗生素类药物。

没有永远的"敌人"

——有利条件下有害微生物可以休战

再来说一个我自己的例子，几年前由于房贷的压力，每天工作都很忙，男人嘛，为了养家，没有办法，可是，有一天夜里突然左下腹皮肤好像火烧一样的疼痛，幸亏自己是学医的，马上自我诊断是带状疱疹，因为其特点非常明显：第一，过度劳累；第二，皮肤单侧的疼痛和水疱。下面就来介绍一下这种疾病。

带状疱疹是由水痘带状疱疹病毒引起的急性炎症性皮肤病，中医称为"缠腰火龙""缠腰火丹"，民间俗称"蛇丹""蜘蛛疮"。由于带状疱疹病毒具有亲神经性，感染后可长期潜伏于脊髓神经内，当抵抗力低下或劳累、感染、感冒发热、生气上火时，病毒可再次生长繁殖，并沿神经纤维移至皮肤，使受侵犯的神经和皮肤产生激烈的炎症。皮疹一般有单侧性和按神经节段分布的特点，有集簇性的疱疹组成，并伴有疼痛，年龄愈大，神经痛愈重。

因此，良好的身体状态是可以阻止很多疾病发生的。

矫枉过正的恶果（耐药性）

——光靠药物是无法战胜微生物的

由于抗生素可用于治疗各种感染性疾病，有的人就将抗生素作为万能药，不管得了什么病都用抗生素治疗。要知道滥用抗生素可引起许多不良的后果。因此强调合理使用抗生素，重视抗生素的不良反应是很有必要的。

耐药性又称抗药性，是指微生物对于药物作用的耐受性，耐药性一旦产生，药物作用就明显下降。耐药性根据其发生原因可分为获得耐药性和天然耐药性。自然界中的病原体，如细菌的某一株也可存在天然耐药性。当长期应用抗生素时，占多数的敏感菌株不断被杀灭，耐药菌株就大量繁殖，代替敏感菌株，而使细菌对该种药物的耐药率不断升高。

抗生素大家实际上并不陌生，我们在日常生活和医疗当中所指的抗生素主要是针对细菌、病毒微生物的药物，它的种类是相当多的，在临床上常用的应该有一百多品种。比如我们常用的青霉素一类有很多的品种，头孢菌素、红霉素类也有很多种。每一种类都有自己的特点，在使用时针对不同的疾病、人群、细菌等，所以应该按照不同的人群、疾病来适当地选用。

抗生素按它的定义讲，是在很低的浓度下能够杀灭生命体，比如细菌和病毒。能够杀灭生命体的东西是比较多的，比如家里使用的消毒的东西也能杀灭生命体但只能叫消毒剂，这种消毒剂不能用在人体里面，只能用在体外的环境消毒使用。抗生素是在很低浓度下并且能够在人体里面使用的毒性比较低、安全性比较高的药物。抗生素的作用就是杀灭感染我们的微生物，目的是把病原体杀灭，控制疾病，以最终治疗疾病。

老百姓一般所指的消炎药就是抗生素，但实际上严格意义上讲消炎药和抗生素应该是不同的两类药物。我们所用的抗生素不是直接针对炎症来发挥作用的，而是针对引起炎症的微生物，是杀灭微生物的，而消炎药是针对炎症的，比如常用的阿司匹林等非甾体类消炎镇痛药。抗菌药物和抗生素是什么关系呢？他们是大范围和小范围的关系。抗生素是针对所有能够医治杀灭的生命体，包括细菌、病毒、寄生虫、肿瘤细胞等，抗菌药物主要是杀灭细菌的。因为能引起人体感染的，除了细菌以外还有很多的微生物，比如病毒感染需要用抗病毒的药物。抗病毒和抗细菌的药物都可以算在抗生素的范畴里面，抗生素是比较广义的，而抗菌药物是比较专一的。

我们平常的很多疾病也确实属于感染性疾病，如普通的感冒、上呼吸道的感染、泌尿系统的感染、皮肤的感染，但他们的感染原是不同的，上呼吸道80%～90%是病毒感染，而泌尿道的是细菌感染。如果是病毒感染我们要用抗病毒的抗生素，如果是细菌感染就要用抗细菌的抗生素。在医院里抗生素的使用占总量的30%～50%，其中一部分是需要使用的，另外一部分则属于不合理使用。除了医院，老百姓的家里都会有抗生素存在，药店里的很大一部分也是抗生素。

在欧美的发达国家抗生素的使用量大致占所有药品的10%左右，而我国最低的医院是占到30%，基层医院可能高达50%。抗生素滥用是我们不可回避的问题。

抗生素的不规范使用，一方面可引起细菌耐药，细菌耐药产生的速度远远快于我们新药开发的速度。人类将再一次面临很多感染性疾病的威胁。比如，结核病是结核分枝杆菌引起的传染病，很多年前大家觉得控制得非常好，但是现在耐药的结核菌非常多，治疗起来就很困难，这就可能引起死亡率的增加，而且治疗耐药性结核花费的社会资源是治疗一个非耐药结核的十倍以上，造成的社会负担是非常重的。第二个方面，抗生素也是药物，进入人体以后发挥治疗效果的同时也会引起很多的不良反应，用的药物越多，引起不良反应的机会越高。我国药物不良反应监测中心的记录显示，我们国家的药物不良反应三分之一是由抗生素引起的，这个比例和抗生素的使用比例是一致的。抗生素的种类比较多，引起的不良反应或者是严重的不良反应涉及身体的每一个系统。

第二章　"小人国"里的是是非非

人体与微生物的关系，很容易让我想起乔纳森·斯威夫特的游记体讽刺小说《格列佛游记》中的"小人国"，乔纳森用丰富的讽刺手法和虚构幻想的离奇情节，深刻地剖析了当时的英国社会现实。该小说的第一卷（利立浦特，即小人国）讲述外科医生格列佛的出海航行冒险经历，外科医生格列佛随航程途遇险，死里逃生，漂到利立浦特（小人国），被小人捆住献给国王。格列佛温顺的表现赢得了国王和人民对他的好感，他也渐渐熟悉了小人国的风俗习惯。在格列佛帮助下打败了同样是小人国的"不来夫斯古"，但是格列佛不愿灭掉不来夫斯古帝国，使皇帝很不高兴。这时，皇后寝宫失火，格列佛情急生智，撒了一泡尿把火扑灭，谁知却让皇后大为恼火。于是，小人国君臣沆瀣一气准备除掉格列佛。格列佛听到风声，赶快逃出利立浦特，后来来到不来夫斯古帝国，最后平安回到英国。

我们人体正如小说中的外科医生格列佛，对小人国的人来说是个庞然大物，细菌和病毒等微生物就是小人国的"小人"。那么在我们这个现实版的游记，就以介绍微生物的世界开始吧。

显微镜下的生命

有时候我们人类实在是太自大了，把我们自我看得太了不起，其实，在大自然中，生活着一大类人的肉眼看不见的微小生命，它们可比我们人类厉害多了。无论是繁华的现代城市、富饶的广阔田野、还是人迹罕见的高山之巅、辽阔的海洋深处，到处都有微生物的踪迹。这一大类微小的"居民"称为微生物，它们和动物（包括人类）、植物共同组成生物大军，使大自然显得生机勃勃。

微生物王国是一个真正的"小人国"，这里的"臣民"分属于细菌、放线菌、真菌、病毒、螺旋体、立克次体、衣原体、支原体等几个代表性家族。这些家族的成员，一个个小得惊人。

我把八种致病微生物按照重要性和特点形象称之为"八大金刚"。

老大是细菌，种类最多，最常见。

老二是病毒，最古老，最可怕。

老三是真菌，与人体细胞最相似。

老四是衣原体，外表有一层薄膜。

老五是支原体，是在无生命培养基上生长繁殖的最小的原核细胞型微生物。

老六是螺旋体，外形呈现螺旋形状。

老七是立克次体。是一类严格细胞内寄生的原核细胞型微生物。

老八是放线菌。是一类具有丝状分枝细胞的细菌。

就以细菌家族的"大个子"杆菌来说，让 3 千个杆菌头尾相接"躺"成一列，也只有一粒米那么大；让 70 个杆菌"肩并肩"排成一行，刚抵得上一根头发丝那么宽；相当于全地球总人口数（50 多亿）那么多的细菌加在一起，才只有一粒芝麻的重量。

微生物如此之小，人们只能用"微米"甚至更小的单位"埃"来衡量它。大家知道，1 微米等于千分之一毫米。细菌的大小，一般只有几个微米，有的只有 0.1 微米，而人的眼睛大约只有分辨 0.06 毫米的本领，难怪我们没法看见它了。

微生物是怎样被人们发现的呢？说来有趣。300 多年前，荷兰有个名叫列文虎克的人，他读书虽然不多，但热爱科学，富有刻苦钻研的精神，还有一手高明的磨制放大镜技术。他用自己磨制的镜片，制作了一架能把原物放大 200 多倍的简单的显微镜。一天，列文虎克从一个老头的牙缝里取下一点残屑来观察，竟然发现那里面有无数各种形状的小家伙蹦来跳去，有的像陀螺团团打转，还有的灵巧地徘徊前进，成群结队，令人眼花缭乱。他惊奇得几乎不相信自己的眼睛。列文虎克精心地把这些小家伙的形状描绘下来，他说："这个老头嘴里的'小动物'，要比整个荷兰王国的居民多得多……"。这以后，他继续观察了各种容器的积水以及河水、井水、污水等，都发现有这样一个芸芸众生的"小动物"世界。列文虎克第一个通过显微镜看到了细菌，为人类敲开了认识微生物的大门。从此，人们借助显微镜——揭开了微生物的奥秘。

微生物王国奇观

微生物是地球上最早的"居民"。假如把地球演化到今天的历史浓缩到一天，地球诞生是 24 小时中的零点，那么，地球的首批居民——厌氧性异养细菌在早晨 7 点钟降生；午后 13 点左右，出现了好氧性异养细菌；鱼和陆生植物产生于晚上 22 点；而人类要在这一天的最后一分钟才出现。

微生物所以能在地球上最早出现，又延续至今，这与它们特有的食量大、食谱广、繁殖快和抗性高等有关。个儿越小，"胃口"越大，这是生物界的普遍规律。微生物的结构非常简单，一个细胞或是分化成简单的一群细胞，就是一个能够独立生活的生物体，承担了生命活动的全部功能。它们个儿虽小，但整个体表都具有吸收营养物质的功能，这就使它们的"胃口"变得分外庞大。如果将一个细菌在一小时内消耗的糖分换算成一个人要吃的粮食，那么，这个人得吃500年。

微生物不仅食量大，而且无所不"吃"。地球上已有的有机物和无机物，它们都贪吃不厌，就连化学家合成的最新颖、最复杂的有机分子，也都难逃微生物之"口"。人们把那些只"吃"现成有机物质的微生物，称为有机营养型或异养型微生物；把另一些靠二氧化碳和碳酸盐自食其力的微生物，叫做无机营养型或自养型微生物。

微生物不分雌雄，它的繁殖方式也与众不同。以细菌家族的成员来说，它们是靠自身分裂来繁衍后代的，只要条件适宜，通常20分钟就能分裂一次，一分为二，二变为四，四分成八……就这样成倍成倍地分裂下去。如果按这个速度计算，一个细菌24小时内能产生相当于4个地球的重量的细菌！

微生物具有极强的抗热、抗寒、抗盐、抗干燥、抗酸、抗碱、抗缺氧、抗压、抗辐射及抗毒物等能力。因而，从1万米深、水压高达1140个大气压的太平洋底到8.5万米高的大气层；从炎热的赤道海域到寒冷的南极冰川；从高盐度的死海到强酸和强碱性环境，都可以找到微生物的踪迹。由于微生物只怕"明火"，所以地球上除活火山口以外，都是它们的领地。

微生物当然也要呼吸，但有的喜欢吸氧气，是好氧性的；有的则讨厌氧气，属于厌氧性的；还有的在有氧和无氧环境下都能生存，叫兼性微生物。

微生物不仅能吃，而且还贪睡。据报道，在埃及金字塔中三四千年前的木乃伊上仍有活细菌。微生物的休眠本领也令人惊叹不已。

居位显赫的细菌

自从德国乡村医生柯赫第一个猎获病菌以后，细菌这个名字就常常和疾病联系在一起。因为人和动植物的许多传染病，都是由细菌作祟引起的，所以人们对它总有一种厌恶和恐惧的感觉。其实，危害人类的细菌只是一小部分，大多数细菌不仅能和我们和平共处，还为人类造福。例如，地球上每年都要死亡大量动植物，千万年过去了，这些动植物的遗体到哪里去了呢？这就是细菌和其他微生物的功劳。它们能把地球上一切生物的残躯遗体"吃"个精光，同时转化成植物能够利用的养料，为促进自然界的物质循环立下了汗马功劳。

在显微镜下，我们看到的细菌，大致有三种形状：个儿又胖又圆的，叫球菌；身体瘦瘦长长的，是杆菌；体型弯弯扭扭的，称螺旋菌。不论哪种形状，它们都只是单细胞，内部结构和一个普通的植物细胞相似。它的外面有一个坚韧而有弹性的"外壳"，称为细胞壁，细菌就靠它来保护自己的身体。紧贴细胞壁内部有一层柔韧的薄膜，叫细胞膜，它是食物和废物进出细胞的"门户"。细胞膜里面充满着黏稠的胶体溶液，这是细胞质，其中含有各种颗粒和贮藏物质。有的细菌有细胞核，但比大生物的细胞核简单得多，因此人们叫它原核细胞。

多数细菌是不会运动的，只是由于它们体微身轻，所以能借助风力、水流或黏附在空气中的尘埃和飞禽走兽身上，云游四方，浪迹天涯。也有一些细菌身上长有鞭毛，很像鱼的尾巴，能在水中扭来摆去，细菌便游动起来，速度还挺快。有人观察，霍乱弧菌凭借鞭毛的摆动，1小时内能飞奔18厘米，这段距离相当于它身长的9万倍！细菌中，有的"赤身裸体"，一丝不挂；有的却穿着一身特别的"衣服"，这就是包围在细胞壁外面的一层松散的黏液性物质，称为荚膜，它既是细菌的养料贮存库，又可作为"盔甲"，起着保护层的作用。对病菌来说，荚膜还与致病力密切相关，比如肺炎球菌能使人得肺炎，但若失去了荚膜，就如解除了武装，没有致病力了。

当细菌遇到干燥、高温、缺氧或化学药品等恶劣环境时，它们还能使出一个绝招，就是几乎全部脱去身体中的水分，从而使细胞凝聚成椭圆形的休眠体，这就是芽孢。芽孢在干燥条件下过几十年仍有活力，一旦环境变得适宜，芽孢就会吸水膨胀，又成为一个有活力的菌体。

单个细菌是无色透明的，为了便于鉴别，需要给它们染上颜色。1884年丹麦科学家革兰姆创造了一种复染法，就是先用结晶紫液加碘液染色，再用乙醇脱色，然后用稀复红液染色。经过这样的处理，可以把细菌分成两大类，凡能染成紫色的，叫革兰阳性菌；凡被染成红色的，叫革兰阴性菌。这两类细菌在生活习性和细胞组成上有很大差别，医生常依据细菌的革兰染色来选用药物，诊治疾病。为纪念革兰姆，复染法又称革兰染色法。

细菌家族的成员，如果固定在一个地方生长繁殖，就形成了用肉眼能看见的小群体，叫菌落。菌落带有各种绚丽的色彩，如铜绿假单胞菌的菌落是绿色的，葡萄球菌的菌落是金黄色的。细菌菌落的形状、大小、厚薄和颜色等特点，是鉴别各种菌种的依据之一。弗莱明就是通过观察到金黄色的葡萄球菌菌落减少或消失，从而发现"吃"掉葡萄球菌的青霉素，划时代地揭开了抗生素的秘密。

战功显赫的放线菌

医生常常使用链霉素、红霉素这一类抗生素治病，使许多患者转危为安。抗生素的主角就是声名卓著的放线菌。

放线菌也是由一个细胞组成，这与细菌十分相似，因此它们常被当作细菌家族中的一个独立的大家庭。不过，放线菌又有许多真菌家族的特点，例如菌体由许多无隔膜的菌丝体组成，所以从生物进化的角度看，它是介于细菌与真菌之间的过渡类型。

放线菌有许多交织在一起的纤细菌体，叫做菌丝。这些菌丝分工不同，有的"埋头大吃"，这是专管吸收营养的基质菌丝；有的朝天猛长，这是作为放线菌成长发育标志的气生菌丝。放线菌长到一定阶段便开始"生儿育女"，它们先在气生菌丝的顶端长出孢子丝，等到成熟之后，就分裂出成串的孢子。孢子的外形有的像球，有的像卵，可以随风飘散，遇到适宜的环境，就会在那里"安家落户"，开始吸水，萌生成新的放线菌。

放线菌大量存在于土壤中。它们中绝大多数是腐生菌，能将动植物的尸体腐烂、"吃"光，然后转化成有利于植物生长的营养物质，在自然界物质循环中立下了不朽的功勋。

放线菌还有许多贡献。目前发现的几千种抗生素中，有一半以上是由放线菌产生的。它的菌落颜色鲜艳，呈放射状，对人体无害，因此，人们常用它作食品染色剂，既美观，又安全。利用放线菌还可以生产维生素 B_{12}、蛋白酶和葡萄糖异构酶等医药用品。

有利必有弊，个别的放线菌对人类是有害的，例如分枝杆菌能引起肺结核和麻风病等。

家族庞大的真菌

真菌是微生物王国中最大的家族，它的成员约有 25 万多种。

真菌这个名字听起来好像比较陌生，其实生活中你经常接触到它。例如，味道鲜美的蘑菇，营养丰富的银耳、木耳，延年益寿的灵芝，利水消肿、健脾安神的茯苓，保肺益肾、止血化痰的冬虫夏草等，诸如此类早为人们所熟悉的名菜佳肴、珍奇药物等，都是真菌大家族的成员。从生物进化的过程来看，真菌的诞生要比细菌晚 10 亿年左右，所以它是微生物王国中最年轻的家族。它们和细菌、放线菌最根本的区别，是真菌已经有了真正的细胞核，因此人们把真菌的细胞叫做真核细胞。真菌具有多细胞结构，能产生孢子进行有性和无性繁殖。真菌为人类食品提供了重要来源，它们中有许多本身就是名贵的中药材，利用真菌还可以生产多种抗生素。从原核细胞发展到真核细胞，是生物进化史上的一件大事。

真菌也会给人类带来许多危害。梅雨季节，家具、衣服都会长出"白毛"；阴湿的仓库里，粮食、蔬菜、水果常常腐烂变质；许多人染上了灰指甲病和各种癣病等等，都是真菌在作怪。1960年夏天，英国某地有10多万只火鸡莫名其妙地死去，当时谁也说不清是什么病，就称为"火鸡X病"。以后人们才搞清楚，原来这些火鸡因为吃了发霉的花生粉饼，而发霉的花生饼中含有一种由黄曲霉菌产生的毒素叫黄曲霉毒素。这是一种很强的致癌物质，能引起许多动物的肝癌，并且与人的肝癌也有一定的相关性。因此，我们对于真菌的基本态度是，认清敌友，扬长避短，让它为人类做出更大的贡献。

罪恶昭彰的病毒

人们常说"天外有天"，但在我们肉眼看不见的世界里，却是"小外有小"。细菌已经够小的了，但是病毒比细菌还要小得多，只有用能把物体放大到上百万倍的电子显微镜才能看到它们。一般病毒，只有一根头发直径的万分之一那么大。

病毒比细菌简单得多，整个身体仅由核酸和蛋白质外壳构成，连细胞壁也没有。蛋白质外壳决定病毒的形状。它们中有的呈杆状、线状，有的像小球、鸭蛋、炮弹，还有的像蝌蚪。

病毒不能单独生存，必须在活细胞中过寄生生活，因此各种生物的细胞便成为病毒的"家"。寄生在人或其他动物身上的病毒称为动物病毒，人类的天花、肝炎、流行性感冒、麻疹等疾病，动物的鸡瘟、猪丹毒、口蹄疫等，都是因为病毒寄生于人体及畜禽细胞而引起的。

有一类病毒生活在细菌体内，以菌为食，因此被称为噬菌体，是细菌病毒。病毒所依赖的活细胞叫寄主，一般每种病毒都有特定的寄主，例如脑炎病毒只能在脑神经细胞内寄生。

寄主养活了病毒，而病毒却"恩将仇报"，反过来危害寄主。以人体为寄主的脊髓灰质炎病毒可以导致小儿麻痹症的发生；由流行性腮腺炎病毒引起腮腺炎，至今还使许多儿童深受其害。1801年，拿破仑派遣了2.5万名士兵进军西印度洋的卡伊德岛准备镇压当地黑人。由于军队染上了"黄热病"，结果病死2.2

万多人，只好不战自败。而直到 1902 年才查明，引起"黄热病"的元凶是黄热病毒。

病毒的寄生性为消灭病毒带来了困难，因为消灭病毒或多或少都要伤害寄主。只有在人们认识到动物自身具有免疫功能之后，才逐渐掌握了对付病毒的办法——人工免疫。

最简单的生命体是类病毒，它的个体只有病毒个体的 1/70，只有核酸，别无其他组成物质。类病毒与病毒性质相似，也具有寄生性，可以引起小麦矮化病等症。

无孔不入的传染病菌

在过去漫长的岁月里，传染病犹如可怕的瘟神，毁灭了不少城市，夺去了无数生命。直到近百年来，由于医学微生物学的不断发展，人们才认识到，制造灾难的罪魁祸首，原来是微生物中的一些"害群之马"，它们统称为传染病菌。

传染病菌的种类虽然很多，但为非作歹的手段却大致相同：一是产生各种酶溶解寄主细胞，突破动植物体的表面"防线"；二是释放内、外毒素毒害机体。它们侵犯人体的途径主要有三条：首先，病从口入。引起痢疾、霍乱、伤寒、传染性肝炎及小儿麻痹症等疾病的病菌，都是从口腔侵入人体的。苍蝇、脏手、不清洁的餐具和变质、被污染的食品，都为这类传染病菌提供了可乘之机。其次，病从鼻入。肺炎、结核病、脑膜炎、白喉、麻疹、天花、百日咳、流行性感冒等等，全是通过呼吸道而致病的。一个患流感的患者在一间屋子里打个喷嚏，数以亿计的流感病毒便乘着飞沫，像坐飞船一样被"发射"到屋子的各个角落，同屋的人就有可能吸进流感病毒而患病。有些人有随地吐痰的恶习，而且为了避免被别人发现，还要用脚捻一捻，这样一来，痰中的病菌会更快地飞散到空气中，使更多的人受害。再次，创伤感染。当身体有外伤、被蚊虫叮咬、进行静脉注射或输血时，病菌会乘虚而入，并通过血液及体液的循环"周游"全身。乙型脑炎、乙型肝炎、疟疾、破伤风和大面积烧伤后的感染等危及生命的重症，都是这样染上的。

除此之外，传染病菌还能从肛门和生殖器官进入人体。有些传染病菌甚至能"多管齐下"，从各个门户同时进犯人体。当今来势凶猛、对人类构成巨大威胁的艾滋病，它的病菌便可从人的口腔、生殖器官和皮肤伤口分别介入，不仅使患者很快痛苦地死去，而且还会遗传给后代。

知道了传染病菌的罪恶行径，便应采取措施，堵住它们的入侵门户，减少以致杜绝传染病的发生。特别要养成饭前便后洗手、不吃变质不干净的食物、不随地吐痰等良好的卫生习惯，并且积极锻炼身体，这是预防传染病的最好方法。

杀人不见血的肉毒梭菌

新疆西北部察布查尔县的锡伯族人，每年春天常因吃自制的"米松糊糊"（一种类似甜面酱的食品）而患病死去。据研究，这是因为生的"米松糊糊"中暗藏了大量的肉毒梭菌，这类暗中杀手一面迅速繁殖，一面向外释放极毒的肉毒毒素，这种外毒素的纯制品只要有一小粒芝麻那么重，就能杀死两千万只小白鼠，人们认为肉毒毒素是目前最毒的毒药。

肉毒梭菌在有氧的环境下不能存活，常常出现在未经妥善消毒的肉食罐头或放置时间过长的肉制品、海味品中。吃了这些食品，便会出现恶心、呕吐，接着出现疲乏、头痛、头晕，视力模糊，复视；喉黏膜发干，感到喉部紧缩，继而吞咽和说话困难；全身肌肉虚弱无力，甚至危及生命。因此，不合卫生标准或过期的肉食罐头和肉制品、海味品绝不能再吃，以免中毒。肉毒梭菌的芽孢在中性条件下需要加热煮沸 8 个小时才能被杀死，可见其生命力极强，人们对它应引起高度警惕。

当代瘟疫——艾滋病

80 年代初期，在美洲、欧洲、非洲、大洋洲国家和地区，出现了一种新的疾病，这就是令人恐怖的艾滋病。艾滋病扩展的速度很快，死亡率极高，目前正向世界各地蔓延，有人把它称为"当代瘟疫"和"超级癌症"。

引起艾滋病的病原体，便是微生物王国中的一种逆转录病毒，现在人们把它叫做人类免疫缺陷病毒。

艾滋病主要通过性接触、输入污染病毒的血液和血液制剂、共用艾滋病患者用过而未经消毒的针头和注射器等传播，受病毒感染的孕妇也可以通过胎盘血液传染给胎儿。当艾滋病的病毒进入人体后，可以静静地潜伏在人体内多年而不发作。它的主要危害是破坏人体免疫系统，使患者无法抵抗其他机会感染的疾病而致死，还可以发生少见的恶性肿瘤，如多发性出血性肉瘤而导致死亡。到目前为止，世界上还没有治疗艾滋病的特效药物。

由于艾滋病这一严重威胁人类生存的疾病在很多国家相继出现，已在全世界范围内形成恐慌。很多报道过分地渲染了艾滋病的可怕性，这更增加了艾滋病的恐怖气氛。其实，艾滋病有明显的高危人群，传染途径也已知，这种病是可以预防的。

猖獗肆行的流感病毒

流行性感冒是世界上最猖獗的传染病，曾多次席卷全球，给人类带来巨大灾难。仅仅在 1957 年的一次流感大传播中，全世界共有 15 亿人发病，数以万计的老人和小孩被折磨致死。

引起流行性感冒的病毒叫流行性感冒病毒，简称流感病毒。流感病毒有球状或长形两种形状。它们能侵害人类、马、猪和一些鸟。

流感病毒之所以如此猖獗肆行，是因为它们能够不断地发生变异，每一至两年就会改变一下，令人防不胜防。像 1957 年的大传染是由亚洲型流感病毒引起的；1968 年从香港席卷全球的流感是香港型流感病毒；1973 年在澳大利亚和新西兰发生的大规模流感是甲型流感病毒的新毒株——澳大利亚型流感病毒。目前所知，众多能引起流感的病毒每种又可分为若干型和亚型。其中仅鼻病毒就有 100 多个不同的型。近 30 年来，大约每 10 年流感病毒就发生一次变异，这使已经获得免疫力的人因经不住新型流感病毒的进攻而生病。流感病毒的这种变异特性为预防和治疗流行性感冒带来了巨大困难。不过，现在科学家已采取了主动，有了广泛的预防措施，就算发现病毒新变种，也能很快地制成药物治疗，所以流感病毒也不是那么容易作威作福了。

危害四方的肝炎病毒

肝炎病毒是引发甲型、乙型和非甲非乙型病毒性肝炎的主要元凶。根据引发肝炎的症状，肝炎病毒大致可分为甲肝病毒和乙肝病毒。

甲肝病毒常随不干净的食物被人们"吃"进肚里，然后危及肝脏，侵害全身。由于人们在日常生活中要大量接触各种物品，如果在饮食上不讲究卫生，就很容易得甲型肝炎。如 1987 年底到 1988 年上半年间，我国上海地区甲型肝炎大流行，就是因为食用了带有肝炎病毒的不洁毛蚶。甲型肝炎发病突然，传染面广，但容易医治，而且大部分成年人或得过甲型肝炎的人都具有抵抗甲肝病毒的免疫力。因为甲肝病毒在 100℃、持续 5 分钟的环境下不能生存，所以，经常沸煮碗筷是家庭中预防甲肝病毒的好办法。

乙肝病毒非常顽固，患病后往往长期不能痊愈，而且慢性乙型肝炎还有可能转为肝癌。乙肝病毒能在高温、低温、干燥和紫外线照射等条件下存活很长时间，这给预防和治疗乙型肝炎带来了很大困难。目前国内外还缺少控制乙肝病毒的特效药，主要是针对它的传播途径加强预防措施，如献血人员不能携带乙肝病毒；医院最好使用一次性注射器具。

人们对引发非甲非乙型肝炎的病毒还没有取得足够的认识，但已经确认：非甲非乙型肝炎与甲肝病毒和乙肝病毒无关。非甲非乙型肝炎的死亡率较高，这种肝炎病毒主要是通过输血和注射得以传播。

败坏食品的腐败菌

炎热的夏天，水果、蔬菜、鱼肉或米饭等食物，如果保存得不好，很快就会变质、腐败。这种现象，我们通常称为"坏"了或"馊"了。

大家知道，食物的败坏，主要是由于微生物中的腐败菌、病菌捣乱的结果。愈是营养价值高的食品，它们就越爱扎营繁衍。许多味美可口的菜肴和食物，一经腐败菌和病菌光顾，不消几天甚至几小时，就会变酸变质，毒素孳生，人吃了就会中毒生病，严重的还会危及生命。

长期以来，人们为了保存食物、防止腐败找出了许多办法。例如，新鲜水果用糖或蜜加工成果脯蜜饯；新鲜鱼、肉、蛋用盐腌制成咸鱼、咸肉、咸蛋；蔬菜、笋、鱼等晒成笋干、鱼干、干菜、干蘑菇等，这些都是常用的防腐办法，还有用低温冷藏、化学药品防腐等。然而，尽管人们想方设法来消灭和防御病菌，狡猾的病菌总要钻空子，找我们的麻烦。直到人们发现抗生素有防止腐败、抗击病菌的优越性能，病菌才开始变得驯服起来。

抗生素之所以能延长食品的保存期限，主要在于它能干扰或阻碍病菌正常的新陈代谢，使病菌不能进行正常的生命活动，不能生长和繁殖。抗生素溶解在水里后，接触到食物表面或渗透到组织里去，如同形成一层保护膜，腐败菌或病菌一旦沾上，就会立即被抗生素的精良武器所击败。而且，使用抗生素保存蔬菜、水果等食品，对于食物的色、香、味和维生素等营养成分的保持，都比采用腌制法和加热消毒法优越得多，所以抗生素是一种理想的保护剂。

在日常生活中，对付腐败菌和病菌侵害、预防食物中毒的办法，就是要加强食品卫生管理，注意饮食卫生，不吃腐、馊、变质食物和不洁瓜果；防止生熟食物交叉污染；鱼、肉、海产品等要充分煮熟，隔餐食物要加热煮沸；发酵食品必须蒸煮、炒透30分钟以上再吃；罐头出现膨胀或色、香、味有改变时都不能再吃。

噬菌如命的噬菌体

噬菌体是一种能"吃"细菌的细菌病毒，它们在大自然里分布很广，凡有细菌的地方，都有它们的行踪。大部分噬菌体长得像小蝌蚪。在自然环境条件下，它们只能侵染细菌和一些原生微生物，而不能侵染高等动物和植物。

噬菌体的脾气并不都一样。烈性噬菌体侵入细菌后，马上进行营养繁殖，直到使细菌细胞裂解方才善罢甘休。而温和性噬菌体进入细菌细胞内先"潜伏"下来，不但不损伤寄主细胞，反而和寄主的基因组同步复制，等待时机。如果受到外界因素的刺激，比如受到辐射，那么，潜伏的噬菌体会毫不犹豫地"冲"出寄主细胞，从而导致细菌死亡。

噬菌体往往都有各自固定的"食谱"，像专爱"吃"乳酸杆菌的噬菌体和专"吃"水稻白叶枯细菌的噬菌体等等，根据这一特性，科学家可以从细菌的分布中大致判断出噬菌体的分布情况。

噬菌体虽然给人类造成过严重损失，但是人们还是巧妙地利用了噬菌体噬菌如命的特点，让它们为人类造福。医生们已经成功地把噬菌体请来治疗烫伤和烧伤。因为在烧伤患者的皮肤上很容易繁殖铜绿假单胞菌，这正好可以满足铜绿假单胞菌噬菌体的"饱餐"要求。这种特殊的治疗方法已经取得了良好的效果。

征服病菌的战斗

在瞬息万变的生活环境里，我们无时无刻不受到数以亿计的病菌的侵袭。人类为了保卫自身的健康，在体内和体外一直与病菌进行着无声的激战。在保卫人体的外围战中，人们根据不同需要采用了不同的方法来击退病菌的侵犯，灭菌、消毒和防腐，就是三种常用而程度不同的斗争方法。

灭菌，是在一定范围内消灭物体上所有微生物的方法。医院里对手术器械通常采用间歇灭菌法，即把器械煮沸 30 分钟，在 20 ~ 37℃的恒温环境中放置一天，这样，某些没被杀死的微生物芽孢会误以为危险期已过，"放心大胆"地进行繁殖，这时再蒸煮杀菌，连续反复几次，手术器械便可以达到完全没有微生物的要求。高压蒸汽和干热空气两种方法都可以用于灭菌，不过由于多数微生物的耐干热性较强，所以高压蒸汽灭菌一般仅需在 121℃温度、30 分钟的条件下即可达目的，而干热空气灭菌的条件则为 140℃、4 小时。除此之外，太阳光中的红外线可以使微生物细胞中的水分大量蒸发，紫外线又能使微生物细胞中的核酸分子发生变化，所以常晒衣服和被褥是一种廉价的灭菌方法。

消毒，是不彻底的灭菌方法。因为在许多场合下不需要把微生物全部杀死，只要消毒就可以了。例如手上碰破了一块皮，可以擦些紫药水或红药水；打针的时候，大夫先用碘酒、后用酒精给皮肤消毒，这些都是为了达到局部灭菌的目的。在使用消毒药水时，千万不要把红药水和碘酒同时擦到皮肤上，以免引起中毒。

巴斯德经过多次实验确认：把鲜牛奶加热到71℃，持续15分钟，即可以消灭其中的结核杆菌和伤寒杆菌，又不至于损坏牛奶的营养价值和风味。在这之后，人们普遍地使用这种方法保存牛奶。这就是有名的巴氏消毒法。

依靠各种手段抑制某些微生物生长繁殖的过程，叫做防腐。人们经常把多余的鱼肉、蔬菜和水果或晒干，或盐腌，或制成蜜饯，这是因为微生物的繁殖需要一定的水分，而经过处理的食物不含或只含极少量的水分，从而铲除了滋生微生物的"温床"，起到了保存食物的作用。微生物的生长还受温度的影响，一般细菌在30～37℃、真菌在25～28℃生长最旺盛，如果降低温度便可以减弱微生物的生命活动，或者使它们处于休眠状态，因此人们利用冰箱、冰库来贮藏肉、蛋。但是冷藏仅仅是为了防腐，达不到灭菌和消毒的作用，所以冷藏食物需要有时间限制，一旦超过了冷藏期，微生物适应了低温环境，会从休眠中"醒来"，导致食物变质。肉类一般在低温下可以保存1年左右，蛋类的保存期更长一些。

抵抗防线——疫苗

许多细菌和病毒会给人类带来疾病，造成死亡，然而，人们也正是利用这类细菌和病毒以毒攻毒，把它注射到正常人的身体里，使人体在后天产生对某种疾病的抵抗力。这种用来注射的细菌和病毒，就是疫苗（或菌苗）。

疫苗的利用，可以追溯到10世纪我国宋朝时代，当时一些民间医生就已知道用天花患者的痘痂，吹进健康人的鼻孔里，使他在患轻微的天花病过程中，获得对天花病毒的免疫力。

18世纪，天花病广泛流行，夺去了无数人的生命。英国乡村医生琴纳惊异地发现，面对令人惊恐战栗的天花，挤牛奶的姑娘们却没有一个生病。这是什么原因呢？他进一步研究得知，原来姑娘们在挤牛奶时，手无意中接触了牛痘的浆液，牛痘病毒就从手上细小的伤口进入了人体，使手上出现了寥寥无几的痘疹，但姑娘们对天花病毒从此具有了免疫力。这一发现使他大受启发，在经过一系列实验后，他为一个小男孩接种了牛痘，成功地获得了预防天花的免疫效果。这是人类用科学方法免疫防病的开端。

经过几个世纪的努力，人们已经研制出了多种疫苗，用来注入人体，抵抗各种疾病的袭击，有效地控制了天花、麻疹、霍乱、鼠疫、伤寒、流行性脑炎、肺结核等许多传染病的蔓延。

那么，人体注射了疫苗，为什么能预防传染病呢？疫苗、菌苗都是利用微生物制成的，所以称为生物制品。绝大多数生物制品对人体来说，是一种大分子胶体的异体物质，人们把它称为抗原。当抗原进入人体后，它可以刺激人体内产生一种与其相应的抗体物质，抗体具有抑制和杀灭病原菌的功能，这便是人体内的免疫作用。例如种牛痘所以能预防天花，就是因为预防接种后，抗原物质作用于人的机体，除了引起体内先天性免疫增强外，还能刺激人体内产生大量抗体和免疫活性物质（转移因子、干扰素等），这样，人体对再侵入的天花病毒就具有免疫力了。

药苑新秀——干扰素

顾名思义，干扰素是一种能起干扰作用的物质。1957 年，美国的两位科学家艾萨克斯和林登曼首先发现，当病毒感染人体后，受到病毒入侵的细胞里会产生和释放出一种蛋白质进行"自卫反击"，干扰和抑制病毒的"为非作歹"。这种蛋白质被称为干扰素。

这一发现，极大地震动了全世界的科学界。许多国家的科研机构不惜资金投入研究，先后证明，用干扰素治疗病毒引起的感冒、水痘、角膜炎、肝炎、麻疹等都有很好的疗效。尤其令人注目的是，干扰素对癌细胞也有抑制作用，治疗部分由病毒引起的癌症和非病毒癌症，也都展现了良好的前景。有些科学工作者还研究出，干扰素对人体的免疫能力也有刺激作用，能唤起整个机体的防御系统，提高它们的功能和作用，警觉地进入"战备状态"，从而大大地增强身体的抵抗力。有人预言，未来年代里药品的新秀可能是干扰素。

干扰素虽有如此神效，但是它的提取工作非常困难。因为干扰素只有在受到病毒入侵的细胞中才能产生，而且数量极少。1979 年芬兰红十字会和赫尔辛基卫生实验所用了 4.5 万升人血，才煞费苦心地提炼了 0.4 克干扰素。可谓是世界上最昂贵的药品之一了。

那么，能不能从别的动物血液中提取呢？也不行。因为干扰素有很强的专一性，人体用的干扰素只能从人体细胞中取得，把从别的动物身上取得的干扰素用到人身上，数量再多也没有效果。不久前，美国和瑞士的科学工作者分别宣布，他们已经采用基因工程的办法，把人干扰素基因移植到大肠埃希菌细胞里去，使大肠埃希菌在新移植来的基因的指导下，合成我们所需要的物质——人干扰素。

我们知道，繁殖快本来就是微生物的特点，而大肠埃希菌在这方面更是首屈一指。它一般20～30分钟就能繁殖一代，24小时可繁殖70多代。而且大肠埃希菌的食料简单，来源丰富，培养并不困难。因此，用它们来生产干扰素，不仅产量高，而且价格低廉，一旦付诸实施，微生物又将为人类的健康事业做出新的贡献。

妇科炎症大揭秘

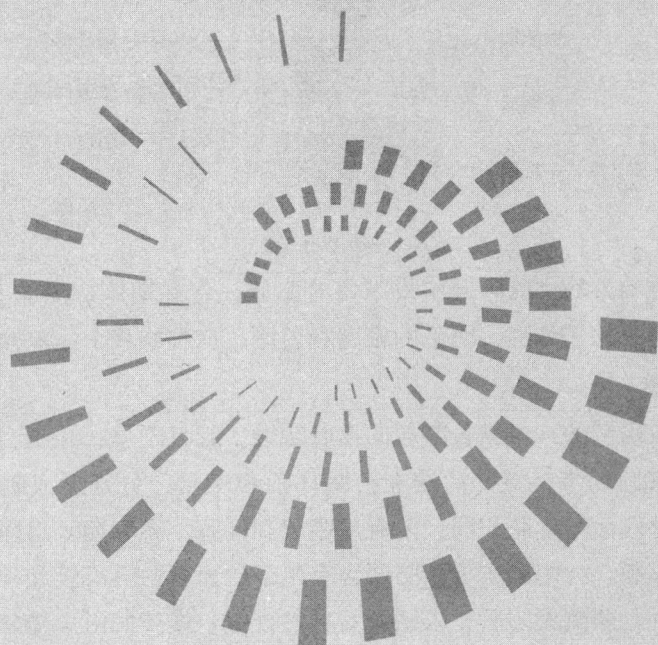

第一章　从了解自己的女性器官开始

女性外生殖器是如何构成的

女性生殖系统分为外生殖器和内生殖器。女性外生殖器又称外阴，指生殖器官的外露部分，包括两股内侧从耻骨联合到会阴之间的组织。

1. 阴阜

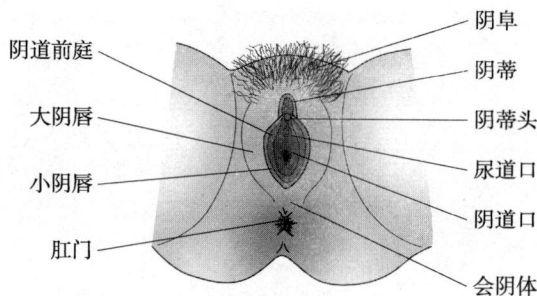

女性外生殖器

耻骨联合前方的皮肤隆起，皮下富有脂肪。青春期该部皮肤开始生长阴毛，分布呈尖端向下的三角形。阴毛的密度和色泽存在种族和个体差异。

2. 大阴唇

邻近两股内侧的一对纵长隆起的皮肤皱襞，起自阴阜，止于会阴。两侧大阴唇前端为子宫圆韧带终点，后端在会阴体前相融合，分别形成阴唇的前、后联合。大阴唇外侧面与皮肤相同，内有皮脂腺和汗腺，青春期长出阴毛，其内侧面皮肤湿润似黏膜。大阴唇皮下脂肪层含有丰富的血管、淋巴管和神经，受伤后易出血形成血肿。两侧大阴唇，未婚妇女自然合拢；经产妇由于受分娩的影响向两侧分开；绝经后由于激素水平低呈萎缩状，阴毛稀少。

3. 小阴唇

位于大阴唇内侧的一对薄皱襞。表面湿润、色褐、无毛，富含神经末梢，故非常敏感。两侧小阴唇在前端相互融合，并分为前后两叶包绕阴蒂，前叶形成阴

30

蒂包皮，后叶形成阴蒂系带。小阴唇后端与大阴唇后端相会合，在正中线形成阴唇系带。

4. 阴蒂

位于两小阴唇顶端的联合处，系与男性阴茎相似的海绵体组织，具有勃起性。它分为三部分，前端为阴蒂头，显露于外阴，富含神经末梢，极敏感；中为阴蒂体；后为两个阴蒂脚，附着于两侧耻骨支。

5. 阴道前庭

阴道前庭为两侧小阴唇之间的菱形区，其前为阴蒂，后为阴唇系带。在此区域内，前方有尿道外口，后方有阴道口，阴道口与阴唇系带之间有一浅窝，呈舟状窝（又称阴道前庭窝），经产妇因受分娩影响，此窝不复见。在此区域内尚有以下各部。

（1）前庭球

又称球海绵体，位于前庭两侧，由具有勃起性的静脉丛构成，其前部与阴蒂相接，后部与前庭大腺相邻，表面被球海绵体肌覆盖。

（2）前庭大腺

又称巴氏腺，位于大阴唇后部，被球海绵体肌覆盖，如黄豆大，左右各一。腺管细长（1～2cm），向内侧开口于前庭后方小阴唇与处女膜之间的沟内，性兴奋时分泌黏液起润滑作用。正常情况下不能触及此腺，若因腺管口闭塞，可形成囊肿或脓肿，则能看到或触及。

（3）尿道口

位于阴蒂头后下方的前庭前部，略呈圆形，其后壁上有一对并列腺体称为尿道旁腺，其分泌物有润滑尿道口作用，此腺常有细菌潜伏。

（4）阴道口及处女膜

阴道口位于尿道口后方的前庭后部，其周缘覆有一层较薄的黏膜，称为处女膜。膜的两面均为鳞状上皮所覆盖，其间含有结缔组织、血管与神经末梢，有一孔，多在中央，孔的形状、大小及膜的厚薄因人而异。处女膜可在初次性交或剧烈运动时破裂，分娩时进一步破裂，产后仅留有处女膜痕。

女性内生殖器是如何构成的

女性内生殖器包括阴道、子宫、输卵管及卵巢，后二者合称子宫附件。

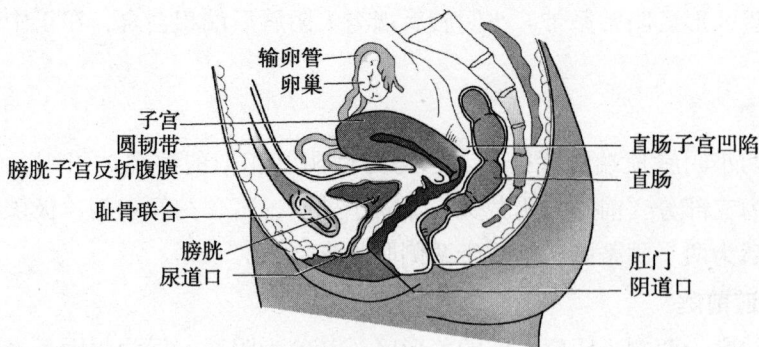

输卵管
卵巢
子宫
圆韧带
膀胱子宫反折腹膜
耻骨联合
膀胱
尿道口
直肠子宫凹陷
直肠
肛门
阴道口

(1)断面观

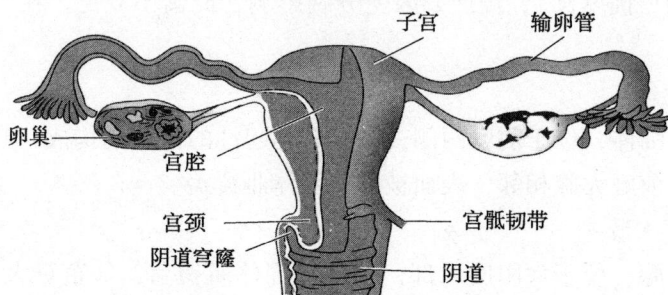

子宫
输卵管
卵巢
宫腔
宫颈
阴道穹窿
宫骶韧带
阴道

(2)后面观

女性内生殖器

1. 阴道

为性交器官，也是月经血排出及胎儿娩出的通道。

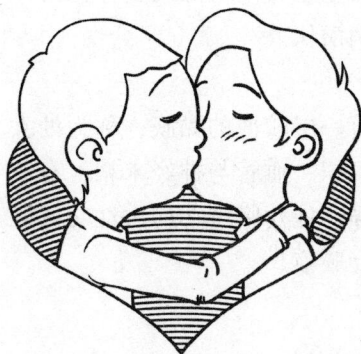

（1）位置和形态

位于真骨盆下部中央，呈上宽下窄的管道，前壁长 7～9cm，与膀胱和尿道相邻；后壁长 10～12cm，与直肠贴近。上端包绕宫颈，下端开口于阴道前庭后部。环绕宫颈周围的部分称阴道穹窿。按其位置分前、后、左、右四部分，其中后穹窿最深，与盆腔最低部位的直肠子宫陷凹紧密相邻，临床上可经此处穿刺或引流。

（2）组织结构

阴道壁由黏膜、肌层和纤维组织膜构成，有很多横纹皱襞，故有较大伸展性。阴道黏膜呈淡红色，由复层鳞状上皮细胞覆盖，有渗出物，无腺体，受激素影响有周期性变化。阴道肌层由外纵形及内环形的两层平滑肌构成，肌层外覆纤维组织膜，其弹力纤维成分多于平滑肌纤维。阴道壁富有静脉丛，损伤后易出血或形成血肿。

2. 子宫

从青春期到围绝经期，子宫内膜受卵巢激素的影响，有周期性改变并产生月经。性交时，子宫为精子到达输卵管的通道；孕期为胎儿发育、成长的所在；分娩时，子宫收缩使胎儿及其附属物娩出。

（1）形态

子宫是有腔的肌性器官，呈前后略扁的倒置梨形，重约50g，长7～8cm，宽4～5cm，厚2～3cm，宫腔容量约5ml。子宫上部较宽称宫体，其上端隆突部分称宫底，宫底两侧为宫角，与输卵管相通。子宫下部较窄呈圆柱状称宫颈。宫体与宫颈的比例因年龄而异，婴儿期为1:2，成年妇女为2:1，老人为1:1。

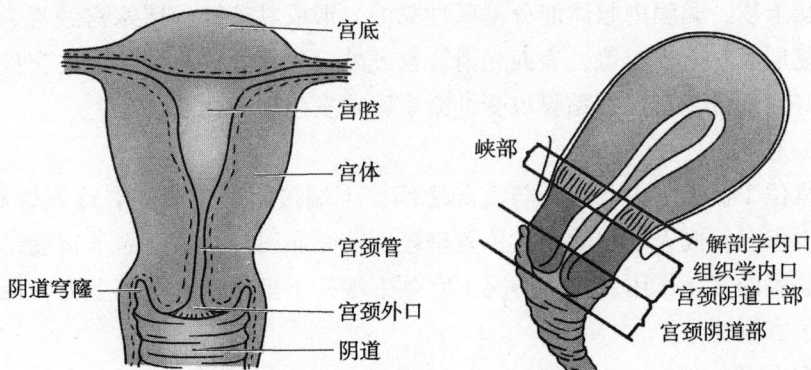

子宫各部

宫腔为上宽下窄的三角形，两侧通输卵管，尖端朝下通宫颈管。在宫体与宫颈之间形成最狭窄的部分称子宫峡部，在非孕期长约1cm，其上端因解剖上较狭窄，称解剖学内口；其下端因黏膜组织在此处由宫腔内膜转变为宫颈黏膜，称组织学内口。妊娠期子宫下部逐渐伸展变长，妊娠末期可达7～10cm，形成子宫下段。宫颈内腔呈梭形称宫颈管，成年妇女长2.5～3.0cm，其下端称宫颈外口。宫颈下端伸入阴道内的部分称宫颈阴道部；在阴道以上的部分称宫颈阴道上部。未产妇的宫颈外口呈圆形；已产妇的宫颈外口受分娩影响形成横裂，而分为前唇和后唇。

（2）组织结构

宫体和宫颈的结构不同。

①宫体

宫体壁由3层组织构成，由内向外可分为子宫内膜、肌层和浆膜层（脏腹膜）。

子宫内膜从青春期开始受卵巢激素影响，其表面2/3能发生周期性变化称功能层；靠近子宫肌层的 1/3 内膜无周期性变化为基底层。

子宫肌层较厚，非孕时厚度约 0.8cm。肌层由平滑肌束及弹力纤维组成，肌束纵横交错似网状，可分 3 层：外层纵行，内层环形，中层交叉排列。肌层中含有血管，子宫收缩时压迫血管，可有效地制止子宫出血。

子宫浆膜层为覆盖子宫体底部及前后面的脏腹膜，与肌层紧贴，但在子宫前面近子宫峡部处，腹膜与子宫壁结合较疏松，向前反折覆盖膀胱，形成膀胱子宫陷凹。在子宫后面，腹膜沿子宫壁向下，至宫颈后方及阴道后穹隆再折向直肠，形成直肠子宫陷凹，亦称道格拉斯陷凹。

②宫颈

主要由结缔组织构成，含少量平滑肌纤维、血管及弹力纤维。宫颈管黏膜为单层柱状上皮，黏膜内腺体能分泌碱性黏液，形成黏液栓，堵塞宫颈管。宫颈阴道部由复层鳞状上皮覆盖，表面光滑。宫颈外口柱状上皮与鳞状上皮交接处是宫颈癌的好发部位，宫颈管黏膜也受性激素影响发生周期性变化。

（3）位置

子宫位于盆腔中央，膀胱与直肠之间，下端接阴道，两侧有输卵管和卵巢。当膀胱空虚时，成人子宫的正常位置呈轻度前倾前屈位，主要靠子宫韧带及盆骨底肌和筋膜的支托作用。正常情况下宫颈下端处于坐骨棘水平稍上方，低于此水平即为子宫脱垂。

3. 输卵管

为精子与卵子相遇受精的场所，也是向宫腔运送受精卵的通道。为一对细长而弯曲的肌性管道，位于阔韧带的上缘内 2/3 部，内侧与宫角相连通，外端游

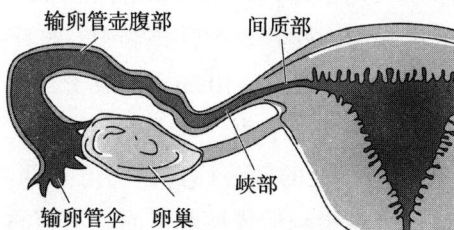

离，与卵巢接近。全长 8 ~ 14cm。根据输卵管的形态由内向外分为 4 部分：①间质部或称壁内部，为位于子宫壁内的部分，狭窄而短，长约 1cm；②峡部，在间质部外侧，管腔较窄，长 2 ~ 3cm；③壶腹部，在峡部外侧，管腔较宽大，长 5 ~ 8cm；④伞部，为输卵管的末端，长约 1 ~ 1.5cm，开口于腹腔，游离端呈漏斗状，有许多细长的指状突起称输卵管伞，有"拾卵"作用。

输卵管壁由 3 层构成：外层为浆膜层，系腹膜的一部分；中层为平滑肌层，常有节律性地收缩，引起输卵管由远端向近端蠕动；内层为黏膜层，由单层高柱状上皮覆盖。上皮细胞分为纤毛细胞、无纤毛细胞、楔状细胞及未分化细胞 4 种。纤毛细胞的纤毛摆动有助于运送卵子；无纤毛细胞有分泌作用（又称分泌细胞）；楔形细胞可能为无纤毛细胞的前身；未分化细胞亦称游走细胞，为其他上

皮细胞的储备细胞。输卵管肌肉的收缩和黏膜上皮细胞的形态、分泌及纤毛摆动均受性激素的影响,有周期性变化。

4. 卵巢

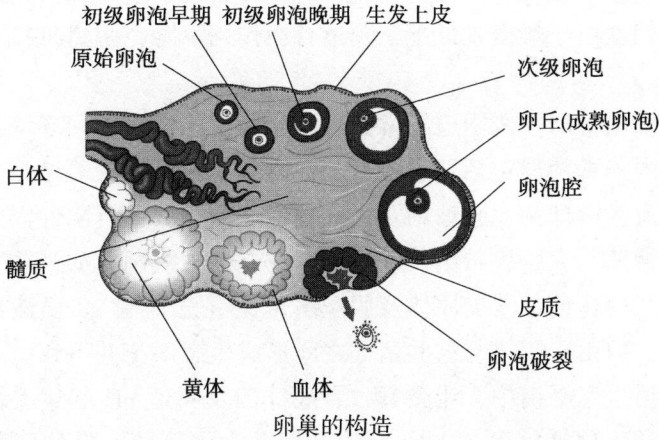

卵巢的构造

卵巢为一对扁椭圆形的性腺,具有产生卵子和激素的功能。卵巢的大小、形状随年龄而有差异。青春期前,卵巢表面光滑;青春期开始排卵后,表面逐渐凹凸不平。成年妇女的卵巢约 $4cm \times 3cm \times 1cm$,重 $5 \sim 6g$,呈灰白色;绝经后卵巢萎缩变小变硬。卵巢位于输卵管的后下方,卵巢系膜连接于阔韧带后叶的部位有血管与神经出入卵巢称卵巢门。卵巢外侧以盆骨漏斗韧带连于骨盆壁,内侧以卵巢固有韧带与子宫相连。

卵巢表面无腹膜,由单层立方上皮覆盖称生发层,上皮的深面有一层致密纤维组织称卵巢白膜,再往内为卵巢实质,又分为皮质与髓质。皮质在外层,内有数以万计的始基卵泡及致密结缔组织;髓质在中央,无卵泡,含有疏松结缔组织及丰富的血管、神经、淋巴管以及少量与卵巢悬韧带相连续的平滑肌纤维,后者对卵巢运动有作用。

天然屏障
——女性生殖器官的自然防御功能

女性生殖道由于其解剖,生理、生化及免疫学特点,故使之具有比较完善的自然防御功能,增强了女性防御生殖道感染的能力。在健康妇女阴道内存在有某些病原体,但并不引起炎症。

1. 女性两侧大阴唇自然合拢,遮掩阴道口、尿道口。

2. 由于盆底肌的作用,阴道口闭合,阴道前后壁紧贴,可以防止外界的微生物侵入而导致炎症的发生。经产妇阴道松弛，这种防御功能较差。

3. 阴道自净作用：生理情况下，雌激素使阴道上皮增生变厚并富含糖原，加强对病原体的抵抗力，糖原在阴道乳杆菌作用下分解为乳酸，维持阴道正常的酸性环境（pH≤4.5，多在3.8~4.4），抑制其他病原体的生长，称为阴道自净作用。绝经后妇女由于雌激素低下，阴道自净作用下降，阴道抵抗力降低，易受感染。

正常阴道细菌寄居形成阴道正常菌群，为维持正常阴道内环境起着极为重要的作用。阴道内正常菌群包括：①革兰阳性需氧菌及兼性厌氧菌，如乳杆菌、棒状杆菌、非溶血性链球菌、肠球菌及表皮葡萄球菌。②革兰阴性需氧菌及兼性厌氧菌，如加德纳菌、大肠埃希菌及摩根菌。③专性厌氧菌，如消化球菌、消化链球菌、类杆菌及梭杆菌。④支原体及假丝酵母菌（念珠菌）。虽然正常阴道内有多种细菌存在，但由于阴道与这些菌群之间形成生态平衡并不致病。

在维持阴道生态平衡中，雌激素、乳酸杆菌及阴道 pH 起重要作用。正常阴道菌群中，以产生过氧化氢（H_2O_2）的乳杆菌为优势菌。乳酸杆菌除维持阴道的酸性环境外，其产生的过氧化氢及其他抗微生物因子可抑制或杀灭其他细菌。阴道生态平衡一旦被打破或外源病原体侵入，即可导致阴道炎症。如绝经后血雌激素水平下降或频繁性交和反复的阴道灌洗等均可使阴道 pH 升高，不利于乳酸杆菌生长。另外，长期应用抗生素（可抑制乳酸杆菌生长）或机体免疫力低下（使其他致病菌成为优势菌），可导致阴道炎症。

4. 宫颈阴道部表面覆以复层鳞状上皮，宫颈内口紧闭，宫颈管分泌大量黏液形成黏液栓，内含溶菌酶、局部抗体（抗白细胞蛋白酶）。可以阻止病原体进入上生殖道。

5. 育龄妇女子宫内膜周期性剥脱，有利于消除宫腔感染。此外，子宫内膜分泌液也含有乳铁蛋白、溶菌酶，消除少量进入宫腔的病原体。

6. 输卵管黏膜上皮细胞的纤毛向宫腔方向摆动以及输卵管的蠕动，可以阻止病原体的侵入。输卵管液与子宫内膜分泌液一样，含有乳铁蛋白、溶菌酶，可清除偶然进入上生殖道的病原体。

7. 生殖道的免疫系统：生殖道黏膜如宫颈和子宫聚集有不同数量的淋巴组织及散在的淋巴细胞，包括 T 细胞、B 细胞。此外，中性粒细胞、吞噬细胞、补体以及一些细胞因子均在局部有重要的免疫功能，发挥抗感染作用。

当自然防御功能遭到破坏，或机体免疫功能下降、内分泌发生变化，或外源性致病菌侵入，均可导致炎症发生。

女性因为身体构造的特殊原因而较男性易患炎症

女性生殖器官无论从外形上还是功能上均与男性生殖器官截然不同，具有其独特性。

1. 女性易患炎症的生理因素

（1）女性外阴部位皮肤非常娇嫩，皮肤汗腺丰富，皱褶多，隐蔽不暴露，透气性差，最容易被病菌攻击。

（2）女性的生殖器、腹腔与外界是相通的，这是女性生殖器的独特之处，病菌可由阴道进入子宫。

女性的内生殖器通常情况下是无菌的，但是妇女如不注意月经期、流产及产褥期卫生，或因流产、分娩、手术等创伤、医师未严格遵守无菌操作，或不良的性生活习惯均可导致生殖道感染，并可向上蔓延，引起子宫、输卵管、卵巢的一个或几个部位的炎症，甚至波及整个腹腔腹膜。

（3）通常情况下，阴道内有大量的乳酸杆菌，它分解糖原产生乳酸，使阴道内呈酸性环境，不利于有害菌的生长，但在局部抵抗力下降时，有些病菌和病原体就会乘虚而入。

（4）阴道口与尿道口、肛门邻近，受到尿液、粪便的污染，容易滋生病菌。

（5）由于月经、妊娠等原因，子宫颈长期浸泡于刺激性的分泌物中，上皮脱落，容易导致宫颈内膜褶皱以及腺体内多种病原体潜藏其中。

2. 女性易患炎症的病理原因

（1）经期不注意卫生：如使用不洁卫生垫、经期性生活等。

（2）宫腔手术操作消毒不严。

（3）人流、分娩等妇科手术对宫颈及阴道造成损伤，引发感染。

（4）女性外阴和阴部黏膜是参与性活动的重要器官，性生活会对局部组织产生损伤或交叉感染。

（5）感染传播疾病：不洁性生活、性交过频导致病原体的入侵。

第二章　妇科炎症不仅仅是指一种病

妇科炎症的概念

妇科炎症是女性的常见疾病，主要是指女性生殖器官的炎症，包括外阴、前庭大腺、阴道、宫颈、子宫体、输卵管、卵巢、盆腔受到各种病菌侵袭感染后发生的炎症。

妇科炎症症状以出现外阴瘙痒、灼热、肿痛、阴道充血、白带豆渣样、白带量多、性交疼痛、尿频、尿急、下腹坠胀等为常见症状。

妇科炎症的分类主要有四种

妇科炎症主要有：阴道炎、盆腔炎、宫颈炎、尿道炎等。

阴道炎	是最常见的一类妇科疾病。常表现为外阴瘙痒、局部糜烂、阴道分泌物增多，伴有尿频、尿痛等症状。如果只是运用常规治疗手段与方法进行治疗，治疗不彻底，可造成反复发作或久治不愈
盆腔炎	是妇科常见病、多发病之一。常表现为高热、寒战、下腹痛、白带增多、有异味等盆腔炎症，因组织解剖结构的关系，是细菌易守、药物难攻的地方
宫颈炎	是妇科最常见的疾病之一，它可发生在任何年龄的女性。主要表现为宫颈充血、水肿，常伴有阴道分泌物的改变、尿急、尿频、小腹疼痛等
尿道炎	是女性常见的泌尿生殖系统感染之一，主要分为单纯细菌性尿道炎和非淋菌性尿道炎。常表现为尿频、尿急、尿痛等症状，疼痛呈烧灼感，排尿时加重，甚至发生尿道痉挛

在已婚女性中，妇科炎症的发病率高达 90% 以上。妇科炎症如果不及时治疗，不但会引发腰膝酸软、烦躁易怒等症状和情绪，也可因此影响性生活质量而导致夫妻感情不和，甚至会由于反复感染刺激引起宫颈癌变，一定要解除妇科炎

症，轻松做女人。

常见妇科炎症概况

一、阴道炎

阴道炎是由于病原微生物（包括淋病双球菌、真菌、滴虫等微生物）感染而引起的阴道炎症。阴道炎根据年龄和感染源的不同，可分为老年性阴道炎、滴虫性阴道炎、真菌性阴道炎、淋病性阴道炎、阿米巴性阴道炎、阴道嗜血杆菌性阴道炎、婴幼儿阴道炎、气肿性阴道炎、非特异性阴道炎和细菌性阴道炎。

二、子宫炎症

（一）宫颈炎

1. 急性炎症

指宫颈阴道部及宫颈管黏膜组织发生的急性炎症。

病因：多见于感染性流产、产褥感染、宫颈损伤及各种急性阴道炎并发感染。病原体为葡萄球菌、链球菌、肠球菌等。近年随着性传播疾病的增加，常见病原体为淋病奈瑟菌、沙眼衣原体。

主要症状是白带增多、黏液脓性，伴有腰酸及下腹部坠痛、接触性出血以及尿频、尿急、尿痛等泌尿系症状。栓剂尽量选择含抗生素成分的如氯霉素阴道软胶囊或复方甲硝唑呋喃唑酮栓。洗液可对症自选。

2. 宫颈炎

子宫颈是阻止病原微生物进入子宫、输卵管以及卵巢的一道重要防线，因此子宫颈易受到各种致病因素的侵袭而发生炎症，这就是宫颈炎。

分类：宫颈炎有急性和慢性两种，其中慢性宫颈炎是最常见的一种。妇科疾病，多是由于子宫颈因分娩、流产及手术损伤或局部经长期刺激感染细菌所致。宫颈炎主要症状是白带增多。

（1）急性宫颈炎：白带增多，呈脓性，伴腰痛，下腹不适，有尿频、尿急、尿痛等膀胱刺激征。体征：急性宫颈炎、宫颈充血、水肿、触痛。

（2）慢性宫颈炎：白带多，呈乳白色或淡黄色脓性，脓性或白带中夹有血丝或性交出血，伴外阴瘙痒、腰骶部疼痛，经期加重。

（二）子宫内膜炎

按照病程的长短，可以分为急性子宫内膜炎和慢性子宫内膜炎两种。发生子宫内膜炎之后，整个宫腔常常发生水肿、渗出，急性期还会导致全身症状，出现发热、寒战、白细胞增高、下腹痛、白带增多，有时为血性或有恶臭，有时子宫略大，子宫有触痛。慢性者表现也基本相同，也可有月经过多、下腹痛及腰骶腹胀明显。

三、附件炎

女性内生殖器官中，输卵管、卵巢被称为子宫附件。附件炎是指输卵管和卵巢的炎症，但输卵管、卵巢炎常常合并有宫旁结缔组织炎、盆腔腹膜炎，且在诊断时也不易区分，因此，盆腔腹膜炎、宫旁结缔组织炎，就也被划入附件炎范围了。在盆腔器官炎症中，以输卵管炎最常见，由于解剖部位相互邻近的关系，往往输卵管炎、卵巢炎、盆腔腹膜炎同时并存且相互影响。

四、盆腔炎

指女性上生殖道（子宫、输卵管、卵巢）及其周围组织的炎症，主要包括子宫内膜炎、输卵管炎、输卵管卵巢脓肿（TOA）、盆腔腹膜炎。炎症可局限于一个部位，也可同时累及几个部位，最常见的是输卵管炎、输卵管卵巢炎。盆腔炎多发生在性活跃期、有月经的妇女，初潮前、绝经后或未婚者很少发生盆腔炎，即使发生盆腔炎也往往是邻近器官炎症的扩散。按其发病过程、临床表现可分为急性与慢性两种，同时伴有需氧菌和厌氧菌的感染。

妇科炎症带来的尴尬

妇科炎症让女性的生活中遭遇很多尴尬和烦恼。

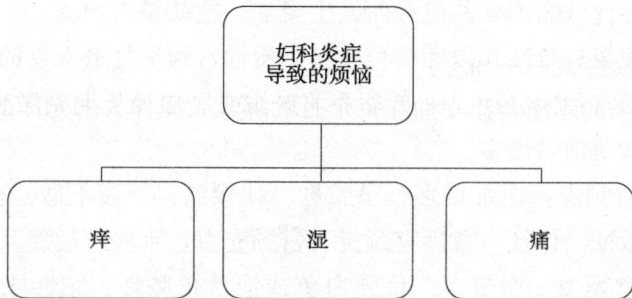

```
        ┌──────────┐
        │  妇科炎症  │
        │ 导致的烦恼 │
        └──────────┘
              │
      ┌───────┼───────┐
   ┌──────┐ ┌──────┐ ┌──────┐
   │  痒  │ │  湿  │ │  痛  │
   └──────┘ └──────┘ └──────┘
```

尴尬一：阴道炎——痒

外阴瘙痒，让遭受其苦的女性朋友坐立难安。有时痒得厉害，总情不自禁想用手去挠，但又要考虑"形象"问题，故总是做出种种不雅的动作，解决难忍之"痒"，给工作和学习带来很多不便，又难以启齿。

解析：外阴异常瘙痒，时有灼痛感，阴道分泌物增多，并且伴有些许异味，这些是阴道炎的典型症状。阴道炎是女性生殖系统的常见疾病之一，在发病的过程中伴有阴道黏膜的损伤及自洁系统的破坏。较为常见的包括：滴虫性阴道炎、老年性阴道炎及幼女性阴道炎。

应对：为了更好地观察阴道病变，利用电子阴道镜准确清晰地观察阴道病变，明确诊断阴道疾病的同时，结合微波、光谱等高新技术，利用微波光谱产生的热效应杀灭炎性物质，并运用中药方剂离子雾化和深部灌洗，将药物作用于患处等多种手段，结合内服、敷贴、外用等，消除炎症的同时进行巩固性治疗。

尴尬二：宫颈炎——湿

白带增多，会使女性有非常不适的感觉，过多的白带会使女性觉得下体有湿湿的感觉，浑身不自在。更有甚者，多到溢在裤子或裙子上的程度，即使用了护垫也不管用，衣服上的斑斑点点给女性造成很大的心理障碍，自信心也随之消失。

解析：白带增多、白带夹杂血丝，这些都是宫颈炎的典型表现。宫颈炎发生于任何年龄的女性，临床上以慢性宫颈炎多见。主要表现为白带多、乳色，呈黏稠的黏液或脓性黏液，有时可伴有血丝或夹有血丝，可伴外阴分泌物刺激引起的瘙痒、腰骶部疼痛、下腹坠胀等临床症状。

长期慢性机械性刺激是导致宫颈炎的主要诱因，另外，慢性宫颈炎可引发宫颈病。

应对：治疗宫颈炎根据病理表现或者是程度选择不同的治疗方法进行针对性治疗，如采用微波作用于人体产生热效应，使组织凝固，改善血液循环，促进炎症消除。采用射频消融术治疗，利用射频作用于病变组织，使病变组织发生凝固、变性坏死或消融，不会影响组织弹性。治疗中还可以采用激光、冷冻治疗，通过物理的、生化的、生理的中间过程改善血液循环和物质能量代谢。

尴尬三：盆腔炎——痛

盆腔炎带来的疼痛会让女性在每个月的那几天里像失去光泽的花朵一样黯淡无光。小腹疼痛严重的时候，甚至不能进行正常的工作和学习。

解析：白带增多、发热、下腹痛，有时感觉恶心、全身乏力，这些都是盆腔炎的典型症状。盆腔炎是妇科常见病，急性的可导致败血症、感染性休克等严重后果，迁延不愈的话可导致慢性盆腔炎而容易引起不孕等后果。

应对：针对盆腔特有的细菌易攻、药物难防的特点，采用中医与西医相结合、药物治疗与物理治疗相结合、全身用药与局部治疗相结合的治疗方法，在常规治疗的同时，运用高新物理疗法，杀死病原体及炎性细胞，可调节、增强人体免疫力。同可有针对性地使用中药方剂，将"洗、敷、灌、服"有机地结合在一起，使病症及身心健康得到调治。

同为炎症，用药不同

妇科炎症不算什么大病，但治疗不当也会造成不良影响甚至严重后果。妇科炎症包括了外阴炎症、阴道炎症、宫颈炎症、盆腔炎症等几个大类，以阴道炎为例，分为真菌性阴道炎、滴虫性阴道炎、老年性阴道炎、细菌性阴道病等类型，不同阴道炎因感染的病菌不同，用药也有别。部分曾经患过某种阴道炎的女性，再次出现类似症状时会认为还是同一种病，就自己买药吃和外用。像这样未做诊断就盲目用药，很可能会适得其反。

所以，炎症的治疗并不困难，只要做到诊断明确、用药规范，严遵医嘱，从各方面加以配合，很快就可以治愈，但如果不加注意或治疗不当，不仅会使病情反复发作，病情上行蔓延还会引发其他妇科疾病，严重者还会造成女性不孕等不良后果。

盲目自诊延误病情

几乎每位成年女性的一生中都会遇到妇科炎症。女性在认识和防治妇科炎症方面该怎么做？

随着现代社会的发展，快餐文化也向疾病诊疗方面入侵，许多女性因为羞涩或心存侥幸，出现状况时，往往更倾向于通过查找各种资料，自以为是地诊断后便自行购买药物治疗。在此提醒广大女性朋友，盲目自诊无异于玩火，处理不当会引"祸"上身。

许多妇女最初患的只是普通的阴道炎，只要在发病之初能正确治疗，就不会导致病情恶化而带来不必要的痛苦。但在前来医院就诊的患者中，许多人在就医之前，均有自诊自治的前科，直到急性炎症迁延为慢性病或者进一步恶化才来就医。

女性阴道中生存着足量的有益菌，它能使阴道保持一定酸度，从而抑制其他细菌生长。但经常用洗液就会打乱阴道的 pH（正常的 pH 应在 4.5 左右），使阴道的有害菌和有益菌不调和。如果经常使用阴道洗液冲洗或灌洗，会刺激外阴与阴道黏膜吸收水分，使阴部产生燥热、瘙痒等不适感，有益菌也会被杀死，从而使阴道失去酸性环境，严重削弱自净作用，从而患上阴道炎、宫颈炎、附件炎，甚至盆腔炎。

冲洗阴道作为一种治疗手段，一定要由医生指导，按病种选用不同的冲洗方法并结合使用外用和内服药，比如滴虫性阴道炎要用酸性洗液，真菌性阴道炎要用碱性洗液，如果选用错误，则会使炎症越洗越严重。

有这样一名女性患者：外阴瘙痒、白带多并有异味，检查发现，她患有宫颈炎。这位患者断然否定医生的诊断，声称自己非常注意个人卫生，每天都用某品牌的消毒液做阴道灌洗，稍有症状就口服抗生素，可是各项检查的结果还是证实了医生的判断。

建议女性朋友，每天用温开水清洗干净外阴就可以了，一旦怀疑自己有染上某种疾病的可能时，那么应该在第一时间去医院，医生通常会给你开列用药处方，并要求你在服药后到医院进行泌尿系统化验，这样的检查结果才准确，才能不会导致病情恶化，错过治疗最佳时间。

炎症不愈，"左邻右舍"遭殃及

患了妇科炎症不治或者治疗不规范，常常缠绵难愈，极易复发，不仅如此，病原体还容易感染相邻器官引起炎症蔓延，临床上不少患者为多种炎症并发，原因就在于此。

上行感染是妇科感染的主要途径，女性生殖系统的生理结构为病菌感染提供了便利，如果不加治疗，一定条件下，病菌可以从外阴、阴道、宫颈一直感染到子宫、输卵管及盆腔，引起外阴炎、阴道炎、宫颈炎、子宫内膜炎、输卵管炎及盆腔炎等，同时也可通过尿道口感染泌尿系统，这一系列感染带来的危害包括瘙痒、灼痛、白带异常、痛经、不孕、宫外孕等等。专家提醒，由于上行感染的存在，妇科炎症可轻可重，关键看自己如何对待。要阻止病菌上行，缩小感染范围，就必须及时就医、规范治疗，不要等小病拖成大病才后悔不迭。

妇科炎症的演变过程及后果：阴道炎宫颈炎子宫内膜炎子宫炎附件炎（输卵管和卵巢）盆腔炎。

感染不治数症并发危害大

调查显示：在我国育龄期女性中，约41%的女性患有不同程度的妇科炎症，已婚女性的发病率更高达70%。妇科炎症发病率如此之高，不少患者却并不急于治疗，她们认为炎症很常见，是小病，不会有严重影响。

生活中我们常说的炎症多指外阴、阴道炎症，相对较轻，所以患者不太重视。单就阴道炎来讲确实不算大病，但不治疗的话，很容易蔓延至宫颈、子宫、盆腔附件等部位，这时候危害就大了。

有的病原体感染还可能会影响生育功能，如衣原体、支原体反复感染可导致输卵管阻塞而不孕，滴虫性阴道炎也对孕育有不同程度的影响，女性朋友千万不要忽视了这些看似轻微的妇科炎症。

除了上行蔓延的危险，炎症感染得不到控制的话，还会在同一器官引发更多疾病，以发病率相当高的慢性宫颈炎为例：慢性宫颈炎主要表现为宫颈肥大、宫颈息肉、宫颈纳囊以及宫颈黏膜炎等。以上几种疾病表现是彼此关联的：由于人流、分娩、同房机械刺激等原因引起的宫颈损伤，使宫颈被病菌感染，宫颈鳞状上皮脱落，露出下层的柱状上皮，颜色暗红呈糜烂状即"宫颈糜烂"（现称宫颈柱状上皮异位），炎症长期不愈可致宫颈肥大；宫颈纳囊与宫颈糜烂也有关，由于子宫颈腺的腺管口阻塞，分泌物不能很好地排出，只能潴留在腺体内而形成囊肿；此外，宫颈息肉也可因长期刺激引起或加重宫颈炎。

多症并发的患者在治疗时会更复杂一些，康复周期也更长。妇科炎症的发生、发展都有一定的规律可循，在出现症状时及时就医，确诊后尽快治疗，对阻止相关疾病的发生和疾病蔓延都具有积极意义。

正确诊断对症下药最关键

胡乱用药可能会造成更坏的结果，因为有的药物会使病变的征兆改变，明明感染的状况日益严重，但是患病的女性会认为已经在康复中，往往会造成非常严重的后果。以阴道炎为例，贻误治疗很可能造成宫颈发炎、肥大或者腺体囊肿等，如果逆行感染，则会引起输卵管、附件发炎以及盆腔炎，出现下腹胀痛、腰酸痛等症状。更为严重的是，它可能会造成不孕不育，使许多育龄女士因为妇科炎症而丧失了做母亲的权利。

因此，女性朋友如果用药之后，两三天内感染反复发作，甚至伴有发热和盆腔疼痛，则必须立刻停止使用药物，尽快看医生。在治疗妇科炎症时，最重要的原则就是规范治疗。因为只有这样才能有针对性地进行治疗，并彻底根除病原。

错误的认知比疾病本身更可怕——妇科炎症的误区

几乎每位成年女性的一生中都会遇到妇科炎症。女性在认识和防治妇科炎症方面该怎么做？这对很多女性来说，都是一个说不清、道不明的问题。妇科炎症的常见八大误区，现介绍如下。

误区一　见多不怪

单位每次组织体检，总会发现大多数女同事都有不同程度的妇科炎症。由于这些炎症太常见，有些人就觉得无所谓，而且也没什么大碍，认为用不着专门到医院治疗。

支招：及时治疗杜绝后患。宫颈炎在已婚女性中发病率最高，如不能及时查出、及早治疗，可恶化为宫颈癌。而患有盆腔炎的女性如不及时治疗，往往会从急性盆腔炎变成慢性盆腔炎，从而导致不孕。

误区二　过度清洗

有些女性特别讲究卫生，不少人会想当然地认为，清洁卫生、勤洗勤换，肯定错不了。于是乎，阴部感觉不够干爽、舒服，就用洗液冲冲、洗洗，这在很多女性是一个习惯性动作，有人甚至天天坚持做阴道冲洗。每天清洗外阴的同时，还频繁使用中西药清洗剂、高锰酸钾溶液或碱性肥皂水。

殊不知，这是一个很大的误会。其实，健康女性的阴道和口腔一样，平时就有几十种细菌在滋生，只是由于阴道"卫士"的存在而相安无事。乳酸杆菌就是其中的"卫士"之一，它可以将阴道细胞内的糖原分解成乳酸，使阴道维持一定的酸度，从而限制致病菌繁殖。但醋、水、抗菌剂等洗液成分，往往在把有害细菌冲洗出阴道的同时，连带把保护人体的细菌也杀得一干二净，因而破坏了局部的酸性环境，使阴道无法实现自我保护。

更为糟糕的是，如果冲洗过程中方法错误，病菌还会伺机搭上"顺风车"，长驱直达阴道深处甚至子宫。

支招：除非医生指示，最好不要用清水以外的药剂冲洗外阴及阴道。正常情况下，只需每天用温水清洗外阴一次。经期及性生活前后尤其要注意保持外阴清洁。

误区三　恋上丁字裤

丁字裤是一种能充分展示女性魅力的时髦装束，受到许多年轻女性的青睐。其实，因丁字裤造型特殊，很容易造成与女性会阴等娇嫩处皮肤的摩擦，诱发阴道炎，还会压迫肛门周围血管，增加女性痔疮的发病率。

支招：年轻女性尽量不要长期穿丁字裤，而应以穿棉质内裤为主。如果一定要穿，应搭配相对宽松的外裤，并注意每天更换。经期及外阴局部有病症时，更要避免穿丁字裤。

误区四　清除白带

有些女性认为白带是不洁之物，甚至每次清洗阴部时，还将手指裹上她们认为干净的湿巾伸入阴道擦洗，以求彻底清除。但是结果往往适得其反，白带反而越来越多。

支招：白带是阴道上皮细胞分泌的黏液状物质，正常的白带呈白色半透明状，是女性生殖系统健康的信号之一。不正常的白带常有异味，呈微黄或绿色，量较多，同时外阴可能出现瘙痒、发热。

误区五　私下处理

有些女性得了妇科炎症后羞于就医，或为了省钱在不具备行医资格的诊所就诊。

支招：一旦出现诸如外阴瘙痒、阴道分泌物增多、腰部疼痛和下腹坠胀等症状，在未到正规医院进行检查前不要乱用药，否则不仅会花冤枉钱，还可能因错过最佳治疗时机而贻误病情，给以后的治疗增加难度。

误区六　使用抗生素

目前，虽然国家对抗生素的购买有限制，但是很多女性仍可通过各种渠道拿到抗生素，甚至把抗生素当作保健药长期使用。

支招：过多使用抗生素类药品的直接后果就是使病菌产生耐药性，破坏阴道菌群间的制约关系，导致真菌生长旺盛，治疗周期不断延长，炎症得不到有效治疗，同时也浪费了患者的金钱及社会的医药资源。抗生素应在医生的指导下合理应用。

误区七　女性病女性治

一些女性患上生殖道炎症后，怕丈夫或男友怀疑自己有生活作风问题而不敢告诉对方，于是，就只有女性一方进行治疗；另一方面，男性也认为妇科炎症是女人的事，与自己无关，也就对此不予关注。

支招：女性疾病，应男女同治。已婚女性出现感染时，应让男方也进行检查。若确诊对方感染，夫妻双方需同时治疗。

误区八　有病就人流

天下的父母都期待自己能生个健康的宝宝。因此，一些育龄女性在怀孕后一旦发现自己患有妇科炎症，第一个念头就是：肚子里的胎儿肯定受影响了。于是毫不犹豫地就选择了终止妊娠。

支招：怀孕后的女性，由于体内激素的变化，比未孕时更容易发生阴道炎，但是这些疾病基本上都不影响胎儿的健康。由于怀孕期间用药可能对胎儿有影响，所以医生在治疗时既会考虑母亲的生殖道炎症，又会考虑到胎儿的安全，方案可能与非孕妇不一样。而且，在急性生殖道炎症期间，不能进行人流手术，人工流产可能导致出血、盆腔炎、习惯性流产和不孕等。

妇科炎症反复发作的"真相"

一项关于妇科炎症复发的调查报告显示：99%的女性患过妇科炎症后都遭遇过复发的困扰，39%的女性认为这一问题对夫妻生活存在重大影响，部分甚至因此引起夫妻猜忌，导致家庭破裂，所以"复发"之害远比"发作"更加令人咬牙切齿。要想从根本上解决妇科炎症复发的问题，那就必须了解复发背后的真相，从而对症处理，彻底治疗。

原因一：熬夜加班、夜生活、不健康的生活方式

妇科炎症也是一中"生活方式病"，由于生活工作的压力，有些人经常应酬、夜生活频繁，或者加班到半夜二三点钟才休息，生物钟紊乱，身体抵抗力下降，私处免疫力不断降低，有害菌乘虚而入，或者即便平时注意个人卫生，但抵抗力差还是会诱发炎症的感染。因此建议女性朋友要保持轻松的心态，微笑面对生活，身体抵抗力也能随之上升，疾病也会跟着减少。

长期久坐——习惯久坐的妇女的会阴部透气不良，血液循环受阻，因而比较容易发生感染。为此，提醒女性朋友要改变自己的久坐习惯。

长期使用护垫——有些女性习惯长期使用护垫，这样同样容易使会阴部透气不良而致感染。为此，建议女性朋友只在月经将净或月经将至时短期使用护垫。

用水不当——用水时，有些女性将手指或毛巾伸入阴道，这样容易将细菌带入阴道，引起或加重感染。所以，应尽量避免发生类似情况。

原因二：肥皂、抗生素、落后的清洗方法

有些女性朋友，要么用肥皂、浴液清洗阴道，要么用抗生素或中药浸浴，这通常不能保护有益菌的生存，也会影响菌群的平衡，虽然能暂时缓解症状，却不能从根源上解决，致使炎症反复发作。女性还要尤其注意月经前后的阴道健康，切不可大意，应该要通过科学的洗护方法和合理的洗护习惯，顺利度过女性免疫周期的最薄弱阶段。

原因三：性生活不清洁，被忽略的主动保护

不洁性生活使外来细菌被带入，残留阴道的碱性精液改变阴道正常的环境，从而导致炎症的复发。日本研究者认为性生活导致的妇科炎症复发率高达90%。在韩国，性爱前互相清洁是夫妻共同的责任，为了健康，性生活前后应该注意清洁卫生。

原因四：用药疗程不足，未被重视的问题

用药疗程不足是妇科炎症患者最常见的问题，部分患者经治疗后由于症状得到缓解或消除而自己选择停止用药，不再配合医生治疗，结果使病菌受到抑制，而疾病尚未彻底治愈，当阴道的 pH 发生改变时，妇科炎症就会再次复发，此外有部分患者疗效不佳时频繁换药，周而复始，也是炎症久治不愈的主要原因。

原因五：乱用药人为拖延病情，致使炎症迁延难愈

大多数女性朋友对妇科炎症没有引起足够的重视。另外，一些女性喜欢忍耐，加之工作繁忙，喜欢自行到药店买一些消炎止疼片，造成了人为的拖延病情。如果妇科炎症在急性期没有得到彻底治愈，转为慢性炎症后，往往经久不愈、反复发作，建议女性朋友有病及时到正规的医院接受正规治疗。

原因六：可能存在其他合并症

有的阴道炎患者虽然经过了正规治疗，但阴道炎仍反复发作。对于这类患者，应考虑其是否合并其他疾病，如糖尿病、性病等，需做进一步检查。另外，应强调夫妻同查同治，以免反复相互传染。

妇科炎症自测表

妇科炎症是妇科常见病之一。症状主要表现为外阴瘙痒、灼痛、白带增多、白带异味、腰酸、腹痛、阴道接触出血等。常见的三种妇科炎症，可以通过下面的表格做初步的自我诊断。

妇科炎症 主要表现	阴道炎	盆腔炎	宫颈炎
白带异常	√	√	√
外阴瘙痒	√		√
痛经		√	
月经淋漓		√	
尿频	√		
尿急	√		
尿痛	√		
下腹坠痛		√	√
腰酸痛	√	√	√
房事疼痛	√	√	

妇科炎症的晴雨表：白带异常

白带异常是妇科炎症的晴雨表，往往提示着女性生殖泌尿系统出现了病变。

所以，女性朋友在生活中发现白带出现异常情况，一定要及时就医。

正常白带是什么样子的？女性正常白带应是白色的，有时透明，有时黏稠，无异味。青春期白带受雌激素的影响，有周期性的变化，即有时增多，有时减少。排卵期的白带透明、量多，而其他时间则量少、黏稠。白带性状改变常与阴道感染或生殖系统的疾病密切相关，脓性白带有臭味，伴随外阴部瘙痒不适，常常是阴道炎的表现，血性白带多见于宫颈或子宫的病变，因此，每一位女性都应自我观察白带性状，有异常情况应及时就诊。

白带是女性的阴道分泌物。正常女性的白带是一种无气味、微酸性的黏稠物，具有湿润阴道、排泄废物、抑制病原菌生长的作用，属于正常生理现象。健康妇女白带增多与体内雌激素水平增高成正比。如排卵期或妊娠期白带增多，在子宫内膜生长过长的情况下或应用雌激素药物后均可出现类似的白带增多。

值得特别注意的白带增多是病变分泌物性白带，有下列几种：

脓性白带	色黄或黄绿、黏稠或呈泡沫状，有臭味，大多为阴道炎症所致，其中以滴虫性阴道炎最为常见，多有外阴瘙痒。亦可见于慢性宫颈炎、老年性阴道炎、子宫内膜炎、宫腔积液或阴道内异物等情况
乳酪状白带或豆腐渣样白带	多为真菌性阴道炎的典型现象，常伴有严重的外阴瘙痒
血性白带	白带中混有血，应警惕宫颈癌、子宫内膜癌等恶性肿瘤的可能性。但宫颈息肉、黏膜下肌瘤、功能失调性子宫出血病、尿道肉阜、老年性阴道炎等良性病变也可导致血性白带，宫内节育器引起的少量血性白带也较多见
黄色水样白带	多发生在持续阴道出血后，阴道流出大量脓性恶臭白带，应首先考虑晚期子宫颈癌、子宫内膜癌或黏膜下肌瘤伴感染。阵发性排出者应注意有输卵管癌的可能
排尿障碍伴白带增多	典型淋菌感染症中白带与尿道分泌物一样，特征为量增多、黄色脓性、呈现溃阳性的炎症反应。衣原体引起的宫颈炎白带，黏性较低，并且白色浆液性宫颈分泌物增多

白带过多的防治首先是注意个人卫生，同时凡是有白带增多（除生理性外）均应及时就医，在医生的指导下找出病因，做出及时的对因处理和治疗，做到早发现、早预防、早治疗、早痊愈，决不能盲目地滥用药物。

白带异常 VS 阴道炎

在冬季许多女性朋友感觉身体不适，外阴异常瘙痒，时有灼痛感，阴道白带增多，并且伴有些许异味，使工作、生活受到了极大的影响，来院检查后方知道患上了阴道炎。原来，大多数患者因为工作繁忙，而且冬天又冷，所以无暇顾及个人卫生，一周才清洗一次阴部、换一次内裤，长期不注意卫生，导致了病原菌的生长繁殖。

阴道炎是女性生殖系统常见疾病之一，典型症状为外阴异常瘙痒，时有灼痛感，白带增多，并且伴有些许异味。常见的阴道炎分为滴虫性阴道炎、真菌性阴道炎及细菌性阴道炎。对于阴道炎预防，要注意个人卫生，勤洗手、洗澡，勤换内裤，对于已婚妇女，要注意性生活的卫生等。

治疗阴道炎，关键是要找准病因，科学对症治疗。切忌乱用抗生素，不少女性将阴道炎当成难言之隐，自己偷偷买消炎药或药水冲洗，结果往往使阴道菌群发生紊乱，反而加重病情，甚至病情蔓延到子宫、附件，造成女性不孕。

白带异常 VS 宫颈炎

35 岁的王女士是某私企职员，经常感觉自己下体湿乎乎的，白带不仅多，而且带有血丝，特别令她难以忍受的是，每次过夫妻生活后，阴道里都有出血现象。

白带增多、白带夹杂血丝，这些是宫颈炎的典型表现。宫颈炎发生于任何年龄的女性，临床上以慢性宫颈炎多见。主要表现为白带多、呈乳色，呈黏稠的黏液或脓性黏液，有时可伴有血丝或夹有血丝，可伴外阴分泌物刺激引起瘙痒、腰骶部疼痛、下腹坠胀等临床症状。

长期慢性机械性刺激是导致宫颈炎的主要诱因，另外，慢性宫颈如不能及时查出，尽早治疗，还可能恶化为宫颈癌。

白带异常 VS 盆腔炎

李女士结婚 5 年了肚子还没有动静，医生问诊过程中，该女士自述平日感觉月经和白带增多，有时出现咖啡色白带。经诊断，不孕症的病根原来是该女士的输卵管因慢性盆腔炎而被阻塞所致。

盆腔炎发病的主要原因是自身抵抗力下降，病原体经生殖道上行感染并扩散，继而影响整个盆腔，引发炎症。严重的是，盆腔炎会引起输卵管粘连、阻塞等现象，破坏精子与卵子"约会"的环境，阻断受精卵运输至子宫腔的"交通"，影响胎儿着床生长的"土壤"，从而引起原发性或继发性不孕症，使女性失去做母亲的天赋权利。据统计，40% ~ 50% 的不孕不育及妇科疾病都是由盆腔炎引起的。盆腔炎的治疗一定要及时彻底，否则容易导致不孕及宫外孕。

警惕白带异常！给健康加把锁

很多妇科炎症在早期往往出现不同程度的外阴瘙痒或白带增多症状。一些女性羞于就医或者讳疾忌医，经常错过最佳治疗时机。在防治妇科疾病方面应以预防为主，坚持防重于治的方针，女性朋友平时要注意生活起居的卫生，并且坚持定期到妇科门诊进行体检，发现白带异常症状要及时去正规医院检查，千万不要自己乱用药而耽误病情。

妇科炎症是导致不孕的罪魁祸首

临床上看，妇科炎症久治不愈或者反复发作是造成女性不孕症发病率逐渐上升的最大原因。

妇科炎症主要包括宫颈炎、盆腔炎、附件炎等。导致这些炎症的病原体分内源性和外源性两大类。其中，内源性病原体是女性生殖道中本来就存在的，例如真菌、需氧菌、厌氧菌、支原体等；外源性病原体主要是指通过性接触感染的沙眼衣原体。

通常情况下，妇科炎症绝大多数是混合感染，因此需要使用多种抗生素联合治疗。女性在第一次得了妇科炎症特别是盆腔炎时，只要积极配合医生连续、有效地用药治疗 14 天以上，基本可以痊愈。可是，有不少患者在治疗三五天后看到症状缓解了，就擅自把药停了，还有的人自己买药乱治，结果导致久治不愈或者反复发作，进而引发输卵管积水、输卵管阻塞、子宫内膜炎、宫腔粘连等后遗症状，造成不孕。

育龄妇女第一次感染盆腔炎后，发生不孕症的概率为 20% 至 30%；第二次、第三次反复发作，发生不孕症的概率将超过 40%。

避孕套就可以拒敌门外吗

·传统天然乳胶避孕套在阻断性传播疾病方面的效果，正受到越来越多研究结果的质疑。

·将避孕套称为"安全套"并不科学。

·使用避孕套预防艾滋病、尖锐湿疣等性传播疾病的失败率仍然很高，因此避孕套不等于安全套。

·传统乳胶避孕套的作用是阻隔，只要正确使用就能在一定程度上阻隔病毒的传播。

·广泛使用的避孕套不能彻底有效地防止任何一种性病传播，主要由于以下三点：①艾滋病、人体乳头瘤等病毒远比精子小，避孕套能阻隔精子不一定能阻隔各种病毒。乙肝病毒、尖锐湿疣病毒、艾滋病毒有可能穿透传统天然胶乳避孕套。

②性病病毒可以通过多个途径侵入生殖器官黏膜、皮肤，精子则只有进入输卵管这条唯一通道。③怀孕受排卵时间的限制，而性病病毒感染不受任何时间限制。

·致密度不够，无法有效阻隔艾滋病、乙肝等各种病毒；存在致癌物质亚硝胺；乳胶蛋白引的过敏反应以及天然乳胶避孕套的偏碱性，成了传统乳胶避孕套无法克服的四大缺陷。

·传统乳胶避孕套不等于安全套！

·因此男性在发生不洁性行为后仍然有可能感染性病，不要以为带了避孕套就万无一失，肯定不会传染性病，当身体出现不良症状时，应及时到正规医院检查治疗。

幼女为什么也会患妇科炎症

成熟女性阴道 pH 呈弱酸性，在一定程度上有抑制细菌繁殖、预防感染的能力，而幼女外阴发育差，缺乏雌激素，阴道内 pH 较高，因此抗感染能力差，易被细菌感染。加之幼儿又有随处乱坐的习惯，并且外阴易被尿液、粪便浸渍，使易感因素增加，因此婴幼儿易患外阴炎、阴道炎。

阴道炎是由于病原微生物（包括淋病双球菌、真菌、滴虫等微生物）感染而引起的阴道炎症。阴道炎根据年龄和感染源的不同，可分为老年性阴道炎、滴虫性阴道炎、真菌性阴道炎、淋病性阴道炎、阿米巴性阴道炎、阴道嗜血杆菌性阴道炎、婴幼儿阴道炎、气肿性阴道炎和非特异性阴道炎。

怀疑妇科炎症要做哪些检查

怀疑妇科炎症应该做哪些检查呢？

1. 妇科检查

首先必须做详细的妇科检查，观察外阴部有无红肿、溃疡、皮炎、尖锐湿疣之类，其次阴道窥视看看有无红肿、溃疡、赘生物以及阴道分泌物的颜色、量和气味。

2. 白带常规化验

了解白带中有无滴虫、念珠菌、加德诺菌和白细胞的数量。

3. 病原菌培养

可做一般细菌培养，包括葡萄球菌、链球菌、大肠埃希菌等，还可做念珠菌、淋病双球菌、支原体、衣原体等病原菌培养。

4. 宫颈刮片

是筛查早期宫颈癌的重要方法，故又称"防癌涂片"。目前临床常用巴氏5分级分类法。

巴氏 I 级	正常
巴氏 II 级	轻症，指个别细胞核异质明显，但不支持恶性
巴氏 III 级	可疑癌
巴氏 IV 级	重度可疑癌
巴氏 V 级	癌

5. 胺试验

患细菌性阴道病的白带可发出鱼腥味，它是由存在于白带中的胺通过氢氧化钾碱化后挥发出来所致。

6. 线索细胞

线索细胞是指细菌性阴道炎患者有许多杆菌凝聚在阴道上皮细胞边缘，在悬滴涂片中见到阴道上皮细胞边缘呈颗粒状或点状致使模糊不清者即为线索细胞，它是细菌性阴道病的最敏感、最特异的征象。

7. 人类乳头瘤病毒检测

应及早发现和治疗阴道、宫颈的人类乳头瘤病毒感染。

8. 血常规和 C – 反应蛋白

急性炎症时白细胞和中性粒细胞可升高，C – 反应蛋白升高。贫血者可伴有红细胞和血红蛋白下降。

9. 超声检查

一般的内外生殖器炎症超声通常是无法判断的，除非有盆腔炎性包块，超声检查的目的还是为了排除卵巢肿瘤、子宫肿瘤等疾病。

10. 阴道镜

阴道镜检查主要用于观察下生殖道的子宫颈、阴道和外阴病变。由于阴道镜可将病灶放大 10～40 倍，借以观察肉眼看不到较微小的病变，又可在阴道镜定位下做活组织检查，从而提高阳性检出率，协助临床及早发现癌前病变和癌变。

11. 宫腔镜和腹腔镜检查

能直视宫腔和腹腔内情况，鉴别慢性子宫内膜炎与子宫内膜癌、子宫息肉、子宫黏膜下肌瘤等疾病；鉴别盆腔炎性包块与子宫内膜异位症、附件肿瘤、子宫肿瘤等疾病。

女性一旦怀疑自己得了妇科炎症，建议去正规专业医院进行全面详细的检查，切忌因方便而去非正规诊所就诊。

阴道炎自诊要点

阴道炎是由于病原微生物（包括淋病双球菌、真菌、滴虫等微生物）感染而引起的阴道炎症。阴道炎根据年龄和感染源的不同，可分为老年性阴道炎、滴虫性阴道炎、真菌性阴道炎、细菌性阴道炎、婴幼儿阴道炎和非特异性阴道炎等。

细菌性阴道炎	是一种混合性细菌感染引起的炎症	自诊要点：阴道分泌物增多，有烂鱼样臭味，同时可伴有轻度外阴瘙痒或烧灼感。分泌物特点为灰白色、均匀一致、稀薄
真菌性阴道炎	白色念珠菌直接感染引起的炎症。常见病因：①长期应用抗生素导致体内菌群失调（真菌大量繁殖）；②长期应用糖皮质激素或免疫调节剂导致免疫力下降；③体内雌激素水平高（孕妇）导致阴道的弱酸环境改变	自诊要点：外阴瘙痒、白带明显增多，典型的真菌性阴道炎的白带呈豆腐渣样或凝乳块状，瘙痒症状时轻时重，时发时止，真菌性阴道炎的瘙痒一般比其他阴道炎的明显，瘙痒严重者坐卧不宁，寝食难安，还可有阴道灼痛感，排尿时尤明显
滴虫性阴道炎	由阴道毛滴虫所引起的炎症	自诊要点：白带增多，急性期时大量的白带可湿透内裤，典型白带呈稀薄的黄绿色泡沫状，有特殊的臭味，常伴有外阴及阴道口瘙痒、烧灼感、性交痛
老年性阴道炎	妇女绝经后，由于卵巢功能衰退，体内雌激素缺乏阴道黏膜萎缩，抵抗力减弱（弱酸环境改变），因而容易受菌病侵入繁殖而引起的炎症	自诊要点：阴道分泌物增多，呈黄水状，阴道瘙痒干涩灼痛。感染严重时分泌物可转变为脓性并有臭味，偶有点滴出血症状

宫颈炎自诊要点

发病原因	机械性刺激（流产和分娩裂伤或损伤）、性生活导致细菌的侵袭造成
自诊要点	白带增多，呈浮白色，黏液状或白带中夹有血丝，伴外阴瘙痒，腰骶部疼痛，经期加重

附件炎的自诊要点

发病原因	产后或流产后感染所引起；手术无菌操作不严格；病原体寄生在子宫颈或阴道内，借助手术上行感染；性生活发生过早、过频或经期性交
自诊要点	白带增多、月经失调、腰部两侧或一侧酸胀或不适

盆腔炎的自诊要点

发病原因	产后或流产后感染；宫腔内手术操作术后感染；经期卫生不良；邻近器官的炎症直接蔓延等导致
自诊要点	白带增多，月经量多，下腹部坠胀、疼痛及腰骶部酸痛，常在劳累、性交后、排便时及月经前后加重，同时伴有低热，患者易感疲乏

第三章　妇科炎症需对症下药

妇科炎症治疗性应用抗生素的基本原则

（一）细菌性感染的抗生素应用

根据患者的症状、体征及实验室检查结果，初步诊断为细菌性感染或经病原微生物检查确诊为细菌性感染者方有指征应用抗生素；由真菌、衣原体、螺旋体及部分原虫等病原微生物所致的感染也有指征应用抗生素。如果缺乏细菌及上述病原微生物感染的证据、诊断不能成立者以及病毒性感染者，均无指征应用抗生素。

（二）根据病原微生物种类及细菌药物敏感试验结果应用抗生素

抗生素应用的原则是根据病原微生物种类及其对抗生素的敏感性或耐药程度而定，即根据细菌的药物敏感（药敏）试验的结果而定。因此有条件的医疗机构，住院患者必须在开始抗生素治疗前，先留取相应标本，立即送细菌培养加药敏试验，以尽早明确病原微生物和药敏结果。危重患者在未获知病原微生物及药敏结果前，可根据患者的发病情况、发病场所、原发病灶、基础疾病等凭经验推断最可能的病原微生物，并结合当地细菌耐药状况先给予经验性的抗生素治疗，获知细菌培养及药敏结果后，对疗效不佳的患者应调整给药方案。

（三）根据药物的抗菌作用特点及其体内过程选择抗生素

各种抗生素的药效学（抗菌谱和抗菌活性）和人体药代动力学（吸收、分布、代谢和排出过程）特点不同，其临床适应证也不同。临床医师应根据各种抗生素的特点，按临床适应证正确选用抗生素。

（四）综合确定抗生素的应用方案

根据病原微生物种类、感染部位、感染严重程度和患者的生理、病理情况制订抗生素治疗方案。

1. 抗生素选择

根据病原微生物种类及药敏结果选用抗生素。

2. 给药剂量

按各种抗生素的治疗剂量范围给药。治疗重症感染和抗生素不易达到部位的感染时。抗生素剂量宜较大，即治疗剂量范围的高限。

3. 给药途径

（1）轻症感染可接受口服给药者，应选用口服吸收完全的抗生素，不必采用静脉或肌内注射给药。重症感染、全身性感染患者初始治疗应静脉给药，以确保药效；病情好转能口服时应及早转为口服给药。

（2）抗生素的局部应用宜尽量避免，黏膜局部应用抗生素很少被吸收，抗生素在感染部位不能达到有效浓度，反易引起过敏反应或导致耐药菌产生，因此，治疗全身性感染或脏器感染时应避免局部应用抗生素。某些部位如阴道等黏膜表面的感染可采用抗生素局部应用或外用，但应避免将主要供全身应用的抗生素作为局部用药。局部用药宜采用刺激性小、不易吸收、不易导致耐药和不易导致过敏反应的抗生素，青霉素类、头孢菌素类等易产生过敏反应的药物不可局部应用。

4. 给药次数

为保证药物在体内能最大限度地发挥药效，杀灭感染灶病原微生物，应根据药代动力学和药效学相结合的原则给药。青霉素类、头孢菌素类等β-内酰胺类、红霉素等大环内酯类、氯林霉素等消除半衰期短者，应一日多次给药；氟喹诺酮类、氨基糖苷类等可一日给药1次（重症感染者除外）。

5. 疗程

抗生素疗程因感染不同而异，一般宜用至体温正常、症状消退后72～96h，特殊情况特殊处理，如盆腔炎等疾病需较长的疗程（14日）方能彻底治愈，并防止复发。

6. 抗生素的联合应用

单一药物可有效治疗的感染。不需联合用药，仅在下列情况时可联合用药。

（1）病原微生物尚未查明的重症感染。

（2）单一抗生素不能控制的需氧菌及厌氧菌混合感染，2种或2种以上病原微生物感染。

（3）单一抗生素不能有效控制的重症感染。

（4）联合用药时宜选用具有协同或相加作用的抗生素联合应用，如青霉素类、头孢菌素类等其他β-内酰胺类与氨基糖苷类联合。联合用药通常采用2种药物联合，3种及3种以上药物联合仅适用于个别情况。此外，必须注意联合用药后药物不良反应将增加。

（5）对有肝、肾功能不全的患者，应用抗生素时应详细阅读所选药物的给药方式、代谢途径、主要不良反应等，严格抗生素的使用适应证。

常见妇科炎症抗生素的应用

一、阴道感染

根据病因和病原微生物的不同，阴道感染可分为细菌性阴道病、外阴阴道假丝酵母菌病和滴虫性阴道炎等，也有部分为需氧菌感染。细菌性阴道病的最常见病原体为阴道加德纳菌、各种厌氧菌和动弯杆菌属。外阴阴道假丝酵母菌病的病原微生物80%以上为白假丝酵母菌；10%～20%为其他假丝酵母菌，如热带假丝酵母菌、光滑假丝酵母菌和近平滑假丝酵母菌。滴虫性阴道炎的病原体为毛滴虫，可同时合并细菌或假丝酵母菌感染。

1. 治疗原则

（1）取阴道分泌物进行病原微生物检查，通常在显微镜下检查即可诊断，必要时再进行培养。难治性或反复发作的外阴阴道假丝酵母菌病必须进行酵母菌培养，获病原微生物后进行药敏试验，根据不同病原微生物选择抗真菌药物。如为两种病原微生物同时感染，如外阴阴道假丝酵母菌病和滴虫性阴道炎，可同时使用两种抗生素。

（2）应同时去除病因，如停用广谱抗生素、控制糖尿病等。

（3）治疗期间避免性生活或性交时坚持使用安全套。

（4）抗生素使用必须按疗程完成。

（5）妊娠期应选择阴道局部用药，妊娠初期3个月，禁用可能对胎儿有影响的药物。

2. 治疗方案

阴道感染的具体治疗方案应遵循各疾病的诊治规范。

病原微生物	宜选药物	给药途径	备注
厌氧菌	甲硝唑	全身或局部给药	
阴道加德纳菌	克林霉素	全身或局部给药	
假丝酵母菌	制霉菌素、咪康唑	局部给药	按照不同的癌症程度给予不同的疗程
	克霉唑	局部给药	
	伊曲康唑、氟康唑	全身给药	
滴虫	甲硝唑	全身或局部给药	宜单次口服大剂量（2.0g）效果最好

二、宫颈炎

急性宫颈炎最常见的致病微生物是淋病奈瑟球菌（淋菌）和沙眼衣原体。

均为性传播疾病；也可由葡萄球菌属、链球菌属和肠球菌属引起。

1. 治疗原则

（1）检测宫颈炎致病微生物，可根据高倍（×400）显微镜下官颈涂片每个视野中多形核白细胞＞30个，或油镜下可见每个视野多形核白细胞＞10个做出初步诊断。

（2）治疗期间避免性生活。

（3）抗生素的剂量和疗程必须足够。

（4）约50%的淋菌性宫颈炎合并沙眼衣原体感染，应同时应用对这两种病原微生物均有效的抗生素。

2. 治疗方案

宫颈炎的治疗应尽可能针对病原微生物进行治疗，治疗方案如下：

疾病	病原微生物	宜选药物
淋菌性宫颈炎	淋病奈瑟球菌	头孢曲松，大观霉素，氟喹诺酮类，多西环素
非淋菌性宫颈炎	沙眼衣原体	多西环素，大环内酯类，氟喹诺酮类
细菌性官颈炎	其他细菌	根据细菌培养及药敏结果选择

三、盆腔炎性疾病

盆腔炎性疾病（PID）是由女性上生殖道炎症引起的一组疾病，包括子宫内膜炎、输卵管炎、输卵管卵巢脓肿和盆腔腹膜炎。性传播感染（STI）的病原微生物如淋菌、沙眼衣原体是主要的致病微生物。一些需氧菌、厌氧菌、病毒和支原体也参与PID的发生。多数引起PID的致病微生物是由阴道上行感染的。且多为混合感染。

1. 治疗原则

（1）采集血、宫颈管分泌物和盆腔脓液等标本进行培养及药敏试验。

（2）对有发热等全身感染症状明显者，应全身应用抗生素。

（3）盆腔炎症大多为混合感染，根据经验选择广谱抗生素覆盖可能的病原微生物，包括淋菌、沙眼衣原体、支原体、厌氧菌和需氧菌等。病原微生物检查阳性者依据药敏试验结果调整用药。

（4）抗生素的剂量应足够，疗程为14天，以免病情反复发作或转成慢性。初始治疗时根据病情轻重可静脉给药或非静脉给药；病情好转后可改为口服给药。

2. 具体方案

头孢替坦（或头孢西丁或其他二代或三代头孢菌素）＋多西环素（或米诺

环素或阿奇霉素）＋甲硝唑；氯林霉素＋硫酸庆大霉素；氟喹诺酮类＋甲硝唑（如为莫西沙星，不必加甲硝唑）；氨苄西林或舒巴坦＋多西环素（或米诺环素或阿奇霉素）＋甲硝唑。

四、性传播疾病

常见的性传播疾病包括梅毒、淋病、非淋菌性尿道炎（或宫颈炎）、软下疳、性病性淋巴肉芽肿等，主要通过性接触传播。

1. 治疗原则

（1）明确诊断后应尽早开始规范治疗。

（2）治疗期间禁止性生活。

（3）同时检查和治疗性伴侣。

2. 治疗方案

性传播疾病的治疗主要是针对病原微生物的治疗。对梅毒患者，使用青霉素前须进行过敏试验；青霉素过敏者可选用红霉素或多西环素，但妊娠者不宜使用多西环素，对其所分娩的新生儿应采用青霉素治疗；治疗时应注意避免赫氏反应。对淋病患者，必要时可联合应用抗沙眼衣原体的药物。

疾病	病原微生物	宜选药物	可用药物
梅毒	梅毒螺旋体	普鲁卡因青霉素、苄星青霉素	红霉素、多西环素
淋病	淋菌	头孢曲松、大观霉素	氟喹诺酮类、多西环素
软下疳	杜克雷嗜血杆菌	阿奇霉素、头孢曲松	红霉素、氟喹诺酮类、大观霉素
非淋菌性尿道炎	衣原体或支原体	多西环素、大环内酯类	氟喹诺酮类
性病性淋巴肉芽肿	沙眼衣原体 L1、L2、L3	大环内酯类	多西环素

妊娠期抗生素的应用

妊娠期抗生素的应用需考虑药物对孕妇和胎儿两方面的影响。对胎儿有致畸或明显毒性作用的药物，如四环素类、喹诺酮类等，妊娠期避免应用；对孕妇和胎儿均有毒性作用的药物，如氨基糖苷类、万古霉素、去甲万古霉素等，妊娠期避免应用；确有应用指征时，须在血药浓度监测下使用，以保证用药安全、有效。妊娠期感染应使用药物毒性低，对胎儿及孕妇均无明显影响，也无致畸作用药物，如青霉素类、头孢菌素类、β-内酰胺类等。

美国食品药品管理局（FDA）按照药物在妊娠期应用时的危险性分为 A、B、

C、D 及 X 类。

A 类：在孕妇中研究证实无危险性，可供药物选用时参考，妊娠期可安全使用。

B 类：在动物研究中无危险性，但人类研究资料不充分，或对动物有毒性，但人类研究无危险性，有明确指征时慎用。

C 类：在动物研究中显示毒性，人体研究资料不充分，但用药时可能患者的受益大于危险性，在确有应用指征时，充分权衡利弊决定是否选用。

D 类：已证实对人类有危险性，但仍可能受益多于危险性，应避免应用，但在确有应用指征且患者受益大于可能的风险时严密观察下慎用。

X 类：对人类致畸，危险性大于受益，禁用。妊娠期感染者接受氨基糖苷类、万古霉素、去甲万古霉素、氯霉素、磺胺、氟胞嘧啶治疗时必须进行血药浓度监测，据以调整给药方案。

妊娠期应用抗生素的危险性分类：

FDA 分类	抗生素
A	无
B	青霉素类、红霉素、两性霉素 B、甲硝唑、头孢菌素类、阿奇霉素、特比萘芬、呋喃妥因、青霉素类 + β – 内酰胺酶抑制剂、克林霉素、利福布丁、氨曲南、磷霉素、乙胺丁醇、美罗培南、克霉唑、厄他培南
C	亚胺培南（或）西司他丁、氟康唑、磺胺药（或）甲氧苄啶、乙胺嘧啶、氯霉素、伊曲康唑、氟喹诺酮类、利血平、克托霉素、酮康唑、利奈唑胺、异烟肼、万古霉素、氟胞嘧啶、咪康唑、吡嗪酰胺、伊曲康唑、制霉菌素
D	氨基糖苷类、四环素类
X	奎宁、乙硫异烟胺、利巴韦林

哺乳期抗生素的应用

哺乳期感染者接受抗生素治疗后，药物可自乳汁分泌，通常母乳中药物浓度不高，不超过哺乳期患者每日用药量的 1%；少数药物乳汁中分泌量较高，如氟喹诺酮类、四环素类、大环内酯类、氯霉素、磺胺甲硝唑、甲氧苄啶、甲硝唑等。青霉素类、头孢菌素类等 β – 内酰胺类和氨基糖苷类等在乳汁中浓度低。然而，无论乳汁中药物浓度如何，均存在对乳儿的潜在影响，并可能出现不良反应。如氨基糖苷类抗生素可导致乳儿听力减退，氯霉素可致骨髓抑制，磺胺甲噁唑等可致胆红素脑病、溶血性贫血，四环素类可致乳齿黄染，青霉素类可致过敏反应等。因此，治疗哺乳期感染者时，应避免选用氨基糖苷类、喹诺酮类、四环素类、氯霉素、磺胺等药物。哺乳期感染者应用任何抗生素时，均宜暂停哺乳，停止哺乳时间可根据不同药物代谢的时间而定。

新生儿抗生素的应用

新生儿期肝、肾均未发育成熟，肝酶的分泌不足或缺乏，肾清除功能较差，因此，新生儿感染时应避免应用毒性大的抗生素，包括主要经肾脏排泄的氨基糖苷类、万古霉素、去甲万古霉素以及主要经肝脏代谢的氯霉素等。必须要用时，主要经肾脏排泄的青霉素类、头孢菌素类等 β–内酰胺类药物需减量应用，以防止药物在体内蓄积导致严重中枢神经系统毒性反应的发生。新生儿期应避免或禁用可能发生严重不良反应的抗生素；可影响新生儿生长发育的四环素类、喹诺酮类禁用；可导致胆红素脑病及溶血性贫血的磺胺类药和呋喃类药避免应用。

妇产科手术前预防性应用抗生素

妇产科手术前预防性应用抗生素的原则遵循妇产科手术抗生素预防性应用的基本原则。产科手术前预防性抗生素的应用以第二代头孢菌素或头孢曲松或头孢噻肟＋甲硝唑为宜；妇科手术前预防性抗生素的应用也以第二代头孢菌素或头孢曲松或头孢噻肟＋甲硝唑为宜，如均过敏，可用喹诺酮类抗生素。

妇科炎症用药，别见好就停

近年来，妇科炎症用药零售市场日益扩大，有关数据显示，妇科炎症的药物销量中，零售市场占63%，医院市场占37%，可以说患了妇科炎症，越来越多的女性倾向于自己到零售药店购买药物进行自我药疗。

误区一：让中成药唱主角

因为广告宣传的关系，加上传统医药深入人心，治疗妇科炎症的中成药大多"名声"很响，比如妇科千金片、花红片、金鸡胶囊，还有乌鸡白凤丸等。很多女性有了妇科炎症的症状，比如白带量多、颜色和气味异常、阴道口瘙痒等，习惯于马上求助于中成药治疗。

但无论是慢性宫颈炎，还是阴道炎，首选的治疗皆不是中成药。妇科中成药大多具有清热解毒的作用，能起到较好地调理内分泌的效果，可以调整女性的体质，但起效较慢、针对性不强，一般用作慢性妇科炎症的辅助治疗，不能作为首选治疗，否则用"慢兵对强敌"，引起炎症的病原体会趁机扩散、发展，从而耽误了病情。

误区二：治疗不按疗程

大多数女性进行自我药疗时，判断疗效的往往凭主观感觉。症状好了、白带正常了就是病好了，于是赶快停药。妇科专家指出，对慢性盆腔炎患者来说，往往症状减轻了，就可以停止药物治疗，但其他的妇科炎症，治疗有一个较为严格的"疗程"概念。以常见的真菌性阴道炎为例，因为有比较典型的症状：一是发作前大多有诱因，如工作劳累、出差、伴有糖尿病等；二是会出现特征性的豆腐渣样白带。因此，这本来是个适合于进行自我诊断从而进行自我药疗的病，但很多女性治疗时往往见好就收，不遵守疗程，没有"剩勇追穷寇"，这样真菌感染大多还会再次反弹。

我国妇科界已经制定了一个真菌性阴道炎的治疗规范：首发的或者偶发的患者，宜进行口服药和阴道栓剂的抗真菌治疗，治疗疗程为一个星期；难治性复发性感染，一般在月经过后用药 1~2 周，持续 3~6 个月；慢性宫颈炎治疗疗程为 1~2 星期；滴虫性阴道炎疗程大约也是 1 个星期。

误区三：各种妇科炎症不分

阴道炎、慢性宫颈炎虽然都属于炎症，性质却大不一样，治疗时更要区别对待。阴道炎以细菌、真菌等病原体引起的炎症居多，大多采用抗生素治疗；慢性宫颈炎则是内分泌改变、外界刺激、人类乳头状病毒感染等多种因素引起的，很少使用抗生素治疗，需要综合性的治疗手段，可采用激光、冷冻、微波等物理治疗手段，还可以使用栓剂，无论是治疗方案，还是治疗药物，都和阴道炎大相径庭。患了宫颈炎，还要排除癌变和癌前病变的可能，18 岁以上的女性，应该每年做一次宫颈筛查；连续 3 年正常，则改为 2~3 年进行一次检查。

误区四：盲目选洗液

洗液是女性青睐的对抗阴道炎症的"武器"，不过，许多女性购买洗液时很盲目、也很随意。购买洗液很有学问。

第一，要认准洗液是健字号还是药字号，如是妇科炎症急性发作，建议选择药字号。

第二，认准洗液的酸碱性，真菌性阴道炎应该选用碱性洗液，滴虫性阴道炎，表现为阴道局部发痒，出现稀薄的、泡沫状白带，则应该选用酸性洗液，如醋酸洗必泰。

第三，洗液使用时间别超过标准的疗程。清水才是最好的洗液，因为它不会破坏阴道的酸碱平衡。

第四章 告别外阴及阴道炎症

外阴及阴道炎症是妇科最常见的疾病，它可以发生于任何年龄，但育龄妇女更为常见。外阴阴道前与尿道、后与肛门毗邻，局部潮湿，易受污染；生育年龄妇女性活动较频繁、阴道分娩以及宫腔操作；绝经后妇女及婴幼儿雌激素水平低，局部抵抗力下降，这些均为易受感染的因素。外阴和阴道炎可单独存在，也可两者同时存在。

阴道炎是许多女性的难言隐痛，在女性的一生中，在不同的时期或由于不同的原因，都可能遭遇阴道炎的袭击，如果在妇科医师对症用药、及时处理当然是最好的解决方案。

非特异性外阴炎

（一）病因

外阴皮肤不洁、穿紧身化纤内裤、经期使用卫生巾导致局部通透性差或潮湿，糖尿病患者糖尿的刺激、粪瘘或尿瘘患者粪便或尿液的长期刺激，均可引起非特异性外阴炎。

（二）临床表现

外阴部位瘙痒、疼痛、烧灼感，于活动、性交、排尿及排便时加重。检查见局部充血、肿胀、糜烂，常有抓痕，严重者形成溃疡或湿疹。

慢性炎症可使皮肤增厚、粗糙、皲裂，甚至苔藓样变。

（三）治疗

治疗原则为保持局部清洁、干燥，局部应用抗生素，消除病因。

1. 病因治疗

积极寻找病因，若发现糖尿病应及时治疗糖尿病，若有尿瘘、粪瘘应及时行修补术。

2. 局部治疗

可用0.1%聚维酮碘液或1∶5000高锰酸钾液坐浴，每日2次，每次15～30分钟。坐浴后涂抗生素软膏。此外，可选用中药局部治疗。急性期还可选用微波或红外线局部物理治疗。

前庭大腺炎

前庭大腺位于两侧大阴唇后 1/3 深部，腺管开口于处女膜与小阴唇之间，正常是看不见和摸不着的。当性交、分娩等情况污染外阴部时，病原体侵入前庭大腺可引起炎症称前庭大腺炎。多见于育龄妇女，临床表现为先有前庭大腺导管炎，随后引起前庭大腺脓肿。

（一）病因及临床表现

1. 病因

主要病原体为葡萄球菌、大肠埃希菌、链球菌和肠球菌。随着性传播疾病发病率升高，淋病奈瑟菌及沙眼衣原体已成为常见病原体。

2. 前庭大腺导管炎

急性炎症时，病原体首先侵犯腺管，导致前庭大腺导管炎。临床表现为外阴部一侧疼痛、灼热感，行动不便。检查见局部皮肤红肿、发热、压痛明显，患侧腺体开口处充血，有时可见白色小点。

3. 前庭大腺脓肿

当腺管开口因肿胀或渗出物凝聚发生阻塞时，脓液不能外流则形成脓肿，称为前庭大腺脓肿。临床表现为外阴部一侧疼痛加剧，部分患者出现发热等全身症状，腹股沟淋巴结可呈不同程度增大。检查时见脓肿直径可达 3 ~ 6cm，局部可触及波动感，腺体开口明显充血及有脓液渗出。当脓肿内压力增大时，表面皮肤变薄，脓肿自行破溃，若破孔大，可自行引流，炎症较快消退而痊愈；若破孔小，引流不畅，则炎症持续不消退，并可反复急性发作。

（二）治疗

急性炎症发作时，需卧床休息，局部保持清洁。可取前庭大腺开口处分泌物做细菌、淋菌及衣原体培养，确定病原体。根据病原体选用口服或肌内注射抗生素。此外，可选用清热、解毒中药局部热敷或坐浴。脓肿形成后需行脓肿切开引流及造口术，并放置引流条。

前庭大腺囊肿

（一）病因

前庭大腺囊肿系因前庭大腺管开口部阻塞，分泌物积聚于腺腔而形成。原因：①前庭大腺脓肿消退过程中，因腺管开口阻塞，囊腔内的脓液吸收后由腺体

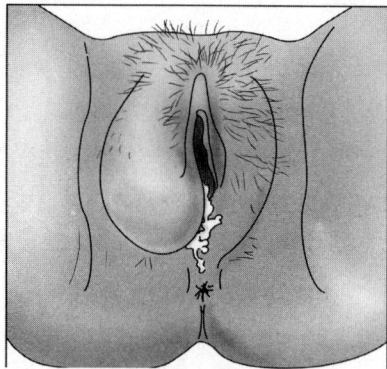

前庭大腺囊肿

分泌物代替而形成囊肿。②先天性腺管狭窄或腺腔内黏液浓稠,分泌物排出不畅。③前庭大腺管损伤,如分娩时会阴与阴道裂伤后疤痕阻塞腺管口或会阴侧切开术损伤腺管。前庭大腺囊肿可继发感染形成脓肿并反复发作。

(二) 临床表现

前庭大腺囊肿多为单侧,也可双侧,囊肿大小不等,若小囊肿且无感染,患者可无自觉症状,往往在妇科检查时方被发现;若囊肿大,患者可有外阴坠胀感或性交不适。检查见外阴部后下方囊肿,可向大阴唇外侧突起,呈椭圆形,囊肿大小不等。

(三) 治疗

多采用前庭大腺囊肿造口术,该术式简单,损伤小,术后还能保留腺体功能。

滴虫阴道炎

滴虫阴道炎是由阴道毛滴虫引起的常见阴道炎。阴道毛滴虫适宜在温度25℃~40℃、偏碱性(pH 5.2~6.6)的潮湿环境中生长,pH 在 5 以下或 7.5 以上的环境中则不生长。月经前、后阴道 pH 发生变化,经后接近中性,故隐藏在腺体及阴道皱襞中的滴虫于月经前后常得以繁殖,引起炎症发作。滴虫能消耗或吞噬阴道上皮细胞中的糖原,阻碍乳酸生成,使阴道 pH 升高。滴虫阴道炎患者的阴道 pH 5~6.5。滴虫不仅寄生于阴道,还可侵入尿道或尿道旁腺,甚至膀胱、肾盂以及男方的包皮皱襞、尿道或前列腺中。

(一) 传播方式

①经性交直接传播:由于男性感染滴虫后常无症状,易成为感染源;②间接传播:经公共浴池、浴盆、浴巾、游泳池、坐式便器、衣服、污染的器械及敷料等传播。

(二) 临床表现

25%~50%患者感染初期无症状,潜伏期为 4~28 日。主要症状和体征:①外阴瘙痒。瘙痒部位主要为阴道口及外阴,间或有灼热、疼痛、性交痛等。②阴道分泌物增多。分泌物典型特点为稀薄脓性、黄绿色、泡沫状、有臭味。

③其他症状。若合并尿道感染，可有尿频、尿痛，有时可见血尿。阴道毛滴虫能吞噬精子，并能阻碍乳酸生成，影响精子在阴道内存活，可致不孕。④体征。妇科检查见阴道黏膜充血，严重者有散在出血点，宫颈甚至有出血斑点，形成"草莓样"宫颈，后穹窿有多量白带，呈灰黄色、黄白色稀薄液体或黄绿色脓性分泌物，常呈泡沫状。带虫者阴道黏膜无异常改变。

（三）诊断

典型病例容易诊断，若在阴道分泌物中找到滴虫即可确诊。最简便的方法是生理盐水悬滴法，显微镜下可见到呈波状运动的滴虫及增多的白细胞被推移。此方法的敏感性60%～70%。对可疑患者，若多次悬滴法未能发现滴虫时，可送培养，准确性达98%左右。取分泌物前24～48小时避免性交、阴道灌洗或局部用药，取分泌物时窥器不涂润滑剂，分泌物取出后应及时送检并注意保暖，否则滴虫活动力减弱，造成辨认困难。目前国外有报道聚合酶链反应（PCR）用于滴虫的诊断，敏感性及特异性均与培养法相似。

（四）治疗

因滴虫阴道炎可同时有尿道、尿道旁腺、前庭大腺滴虫感染，治愈此病，全身用药为主，辅助局部治疗。主要治疗药物为甲硝唑。

1. 全身用药

初次治疗可选择甲硝唑2g，单次口服；或甲硝唑400mg，每日2～3次，连服7日。口服药物的治愈率为90%～95%。服药后偶见胃肠道反应（如食欲减退、恶心、呕吐），此外，偶见头痛、皮疹、白细胞减少等，一旦发现应停药。甲硝唑能通过乳汁排泄，若在哺乳期用药，用药物间及用药后24小时内不宜哺乳。妊娠期滴虫阴道炎能否口服甲硝唑仍存在争议。但国内仍将甲硝唑列为妊娠期禁用药物，多主张局部用药。

2. 局部用药

不能耐受口服药物或不适宜全身用药者，可选择阴道局部用药。单独局部用药疗效不如全身用药，局部用药的治愈率≤50%。甲硝唑阴道泡腾片200mg，每晚1次，连用7日。

3. 随访

部分滴虫阴道炎可于月经后复发，治疗后检查滴虫阴性时，仍应每次月经后复查白带，若3次检查均阴性，方为治愈。对治疗失败者增加甲硝唑疗程及剂量仍有效。

注意事项：

（1）有人服药后食欲减退或恶心呕吐，症状轻者可不必停药，如发现皮疹和血中白细胞减少要立即停药，咨询医生，改善情况。

（2）妊娠早期服药有引起胎儿畸形的可能，故在妊娠前 20 周不可服药，应以局部消炎治疗为主。

（3）毛滴虫在夫妻之间相互传染，女方发现患病后，男方要积极检查和治疗。有的人虽然未患病，但他（她）是健康带虫者，也应接受治疗。治疗期间避免性生活。

（4）治疗期间要保持外阴的清洁，每日清洗 1 ~ 2 次，通常使用温水清洗，如果要用洗液的话应该在医生的建议下，不能胡乱私自用药。

（5）治疗期间避免性交，否则容易复发，也不利于治疗，内裤、毛巾等应煮沸消毒至少 15 分钟。

外阴阴道假丝酵母菌病

外阴阴道假丝酵母菌病（VVC）是常见外阴、阴道炎症，也称外阴阴道念珠菌病。国外资料显示，约 75% 妇女一生中至少患过一次外阴阴道假丝酵母菌病。

（一）病原体及诱发因素

80% ~ 90% 病原体为白假丝酵母菌，非白假丝酵母菌类占 10% ~ 20%，包括光滑假丝酵母菌、近平滑假丝酵母菌、热带假丝酵母菌等。假丝酵母菌适宜酸性环境生长，阴道 pH 适宜在 4.0 ~ 4.7 范围，通常 <4.5。白假丝酵母菌为双相菌，有酵母相及菌丝相，酵母相为芽生孢子，在无症状寄居及传播中起作用；菌丝相为芽生孢子伸长成假菌丝，侵袭组织能力加强。假丝酵母菌对热的抵抗力不强，加热至 60℃、1 小时即死亡；但对干燥、日光、紫外线及化学制剂等抵抗力较强。

白假丝酵母菌为条件致病菌，当阴道内菌量极少，呈酵母相，并不引起症状。只有在全身及阴道局部细胞免疫能力下降，假丝酵母菌大量繁殖，并转变为菌丝相，才出现症状。常见发病诱因：①妊娠及糖尿病时机体免疫力下降，阴道组织内糖原增加，酸度增高，有利于假丝酵母菌生长；②大量应用免疫抑制剂如皮质类固醇激素或免疫缺陷综合征，使机体抵抗力降低；③长期应用抗生素，抑制乳杆菌生长，破坏了阴道生态环境，有利于假丝酵母菌的繁殖；④胃肠道假丝酵母菌的感染，也可同时传染阴道；⑤其他诱因，如穿紧身化纤内裤及肥胖，也可使会阴局部温度及湿度增加，假丝酵母菌易于繁殖引起感染。

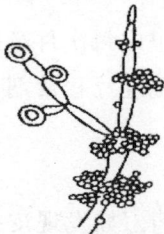

白假丝酵母菌模式图

（二）传染途径

①主要为内源性传染，假丝酵母菌作为条件致病菌，除了

寄生阴道外，也可寄生于人的口腔、肠道，一旦条件适宜可引起感染。这3个部位的假丝酵母菌可互相传染。②少部分患者可通过性交直接传染。③通过接触感染的衣物间接传染。

（三）临床表现

主要表现为外阴瘙痒和阴道分泌物增多。①外阴瘙痒、灼痛，严重时坐卧不宁，异常痛苦，还可伴有尿频、尿痛及性交痛；②阴道分泌物增多，分泌物特征为白色稠厚呈凝乳状或豆腐渣样；③体征，妇科检查外阴可见红斑、水肿，常伴有抓痕。阴道黏膜可见水肿、红斑，小阴唇内侧及阴道黏膜上附有白色块状物，擦除后露出红肿黏膜面，急性期还可见柱状上皮异位及浅表溃疡。目前根据其流行情况、临床表现、微生物学、宿主情况、治疗效果而分为单纯性外阴阴道假丝酵母菌病和复杂性外阴阴道假丝酵母菌病。

	单纯性 VVC	复杂性 VVC
发生频率	散发或非经常发作	复发性或经常发作
临床表现	轻～中度	重度
真菌种类	白假丝酵母菌	非白假丝酵母菌
宿主情况	免疫功能正常	免疫力低下、应用免疫抑制剂、糖尿病、妊娠
治疗效果	好	欠佳

（四）诊断

典型病例不难诊断。若在分泌物中找到白假丝酵母菌即可确诊。若有症状而多次湿片检查为阴性或为顽固病例，为确诊是否为非白假丝酵母菌感染，可采用培养法。pH测定具有重要鉴别意义，若pH < 4.5，可能为单纯假丝酵母菌感染，若pH > 4.5，并且涂片中有多量白细胞，可能存在混合感染。

（五）治疗

消除诱因，根据患者情况选择局部或全身应用抗真菌药物。

1. 消除诱因

若有糖尿病应给予积极治疗；及时停用广谱抗生素、雌激素及皮质类固醇激素。勤换内裤，用过的内裤、盆及毛巾均应用开水烫洗。

2. 局部用药

可选用下列药物放置阴道内：①咪康唑栓剂，每晚1粒（200mg），连用7日；或每晚1粒（400mg），连用3日。②克霉唑栓剂，每晚1粒（150mg），连用7日。③制霉菌素栓剂，每晚1粒（1万单位），连用10～14日。

3. 全身用药

对不能耐受局部用药者、未婚妇女及不愿采用局部用药者可选用口服药物。

常用药物：氟康唑 150mg，顿服；或伊曲康唑每次 200mg，每日 1 次，连服 3 ~ 5 日。

对于单纯性 VVC，全身用药与局部用药的疗效相似，治愈率 80% ~ 90%；对于复杂性 VVC，如临床表现严重的 VVC，不良宿主的 VVC，无论局部用药还是口服药物，均应延长治疗时间，若为局部用药，延长至 7 ~ 14 日；若为口服氟康唑，则 72 小时后加服 1 次。

4. 复发性外阴阴道假丝酵母菌病的治疗

由于外阴阴道假丝酵母菌病容易在月经前复发，故治疗后应在月经前复查。若患者经治疗临床症状及体征消失，且真菌学检查阴性后又出现症状，真菌学检查阳性则称为复发。若一年内发作 ≥4 次则称 RVVC。

抗真菌治疗分为初始治疗及维持治疗，对于反复复发的患者主张维持治疗：氟康唑 150mg，每周 1 次，共 6 个月；或克霉唑栓剂 500mg，每周 1 次，连用 6 个月；伊曲康唑 400mg，每月 1 次，连用 6 个月。在治疗前应做真菌培养确诊，治疗期间定期复查监测疗效及药物不良反应，一旦发现不良反应，立即停药。

5. 性伴侣治疗

约 15% 男性与女性患者接触后患有龟头炎，对有症状男性进行假丝酵母菌检查及治疗，以预防女性重复感染。无症状者无须治疗。

6. 妊娠合并外阴阴道假丝酵母菌病的治疗

局部治疗为主，禁用口服唑类药物。可选用克霉唑栓剂、硝酸咪康唑栓剂、制霉菌素栓剂，以 7 日疗法效果好。

细菌性阴道病

细菌性阴道病为阴道内正常菌群失调所致的一种混合感染。临床及病理特征是阴道内有大量不同的细菌，但阴道黏膜病理上无炎症改变。

（一）病因

正常阴道内以乳杆菌占优势。当细菌性阴道病时，阴道内乳杆菌减少而其他细菌大量繁殖，主要有加德纳菌、动弯杆菌、普雷沃菌、消化链球菌等厌氧菌以及人型支原体，其中以厌氧菌居多，厌氧菌数量可增加 100 ~ 1000 倍。其原因仍不清楚，推测可能与频繁性交、多个性伴侣或阴道灌洗使阴道碱化有关。

（二）临床表现

10% ~ 40% 患者无临床症状，有症状者主要表现为阴道分泌物增多，有鱼腥臭味，尤其性交后加重，可伴有轻度外阴瘙痒或烧灼感。分泌物有鱼腥臭味的原因为厌氧菌繁殖过程中产生多量的胺类物质如尸胺、腐胺、三甲胺等所致。检查见阴道黏膜无充血的炎症表现，分泌物特点为灰白色，均匀一致，稀薄，常黏附于阴道壁，但黏度很低，容易将分泌物从阴道壁拭去。

（三）诊断

下列 4 项中有 3 项阳性即可临床诊断为细菌性阴道病：①均质、稀薄、白色阴道分泌物，常黏附于阴道壁。②阴道 pH＞4.5。③胺臭味试验阳性。取少许分泌物放在玻片上，加入 10% 氢氧化钾 1~2 滴，产生一种烂鱼肉样腥臭气味为阳性。④线索细胞阳性。取少许分泌物放在玻片上，加一滴生理盐水混合，在高倍镜下寻找线索细胞，线索细胞是阴道脱落的表层细胞，在其边缘贴附颗粒状物，使细胞边缘不清。这些颗粒为各种厌氧菌，尤其是加德纳菌。

细菌性阴道病是正常的菌群失调，因此，做细菌定性培养在诊断中意义不大。目前，已有细菌性阴道病试剂盒供临床应用，如 BV 定性检测。本病应与其他阴道炎相鉴别。

细菌性阴道病与其他阴道炎的鉴别诊断

	细菌性阴道病	外阴阴道假丝酵母菌病	滴虫阴道炎
症状	分泌物增多	重度瘙痒	分泌物增多，
	无或轻度瘙痒	烧灼感	轻度瘙痒
分泌物特点	白色，均质，腥臭味	白色，豆腐渣样	稀薄，脓性，泡沫状
阴道黏膜	正常	水肿，红斑	散在出血点
阴道 PH	＞4.5（4.7~5.7）	＜4.5	＞5（5~6.5）
胺试验	阳性	阴性	阴性
显微镜检查	线索细胞	芽孢及假菌丝	阴道毛滴虫
	极少白细胞	少量白细胞	多量白细胞

（四）治疗

治疗原则为选用抗厌氧菌药物，主要有甲硝唑、克林霉素。甲硝唑抑制厌氧菌生长，而不影响乳杆菌生长，是较理想的治疗药物，但对支原体效果差。

1. 口服药物

首选甲硝唑 400mg，每日 2~3 次，口服，共 7 日；或甲硝唑 2g，单次口服；或克林霉素 300mg，每日 2 次，连服 7 日。甲硝唑单次口服不如连用 7 日效果好。

2. 局部药物治疗

2% 克林霉素软膏阴道涂布，每次 5g，每晚 1 次，连用 7 日；或甲硝唑阴道泡腾片 200mg，每晚 1 次，连用 7~10 日。口服药物与局部用药疗效相似，治愈率80%左右。

3. 性伴侣的治疗

本病虽与多个性伴侣有关，但对性伴侣给予治疗并未改善治疗效果及降低其复发，因此，性伴侣不需常规治疗。

4. 妊娠期细菌性阴道病的治疗

由于本病与不良妊娠结局有关，可能与羊膜绒毛膜炎、胎膜早破、早产有关。因此对任何有症状的细菌性阴道病孕妇及无症状的高危孕妇（有胎膜早破、早产史）均需治疗。由于本病在妊娠期有合并上生殖道感染的可能，多选择口服用药，甲硝唑200mg，每日3~4次，连服7日；或克林霉素300mg，每日2次，连服7日。

老年性阴道炎

（一）病因

老年性阴道炎见于自然绝经及卵巢去势后妇女，因卵巢功能衰退，雌激素水平降低，阴道壁萎缩，黏膜变薄，上皮细胞内糖原减少，阴道内pH增高，常接近中性，局部抵抗力降低，致病菌容易入侵繁殖引起炎症。

（二）临床表现

主要症状为阴道分泌物增多及外阴瘙痒、灼热感。阴道分泌物稀薄，呈淡黄色，感染严重者出现脓血性白带，可伴有性交痛。检查见阴道呈老年性改变，阴道壁萎缩，皱襞消失、菲薄。阴道黏膜充血，有散在小出血点或点状出血斑，有时见浅表溃疡。溃疡面可发生粘连，严重时造成狭窄甚至闭锁，炎症分泌物引流不畅形成阴道积脓或宫腔积脓。

（三）诊断

根据绝经、手术切除卵巢史或盆腔放射治疗史及临床表现，诊断一般不难，但它是排除性诊断，应注意排除其他类型的阴道炎症、子宫恶性肿瘤及阴道癌。老年性阴道炎患者阴道分泌物检查，显微镜下见大量基底层细胞及白细胞，无滴虫及假丝酵母菌。对有血性白带者，需常规做宫颈刮片，必要时行分段诊刮术；对阴道壁肉芽组织及溃疡需排除阴道癌，必要时局部活组织检查。

（四）治疗

治疗原则为抑制细菌生长，增加阴道抵抗力。

1. 抑制细菌生长

用1%乳酸或0.5%醋酸液冲洗阴道，每日1次，增加阴道酸度，抑制细菌生长繁殖。阴道冲洗后，应用抗生素如甲硝唑 200mg 或诺氟沙星 100mg，放于阴道深部，每日 1 次，7～10 日为 1 疗程。

2. 增加阴道抵抗力

针对病因给予雌激素制剂，可局部给药，也可全身给药。妊马雌酮软膏局部涂抹，每日 2 次。全身用药可口服尼尔雌醇。对同时需要性激素替代治疗的患者，可给予妊马雌酮 0.625mg 和甲羟孕酮 2mg，也可选用其他雌激素制剂，乳癌或子宫内膜癌患者慎用雌激素制剂。

易患的几种阴道炎

阴道，在正常情况下，有两道天然屏障：外有大小阴唇半闭，内有分泌物含阴道杆菌，使阴道呈酸性环境，可防止致病微生物的进犯，这两道天然屏障可使阴道自洁无恙。如能平时注意会阴卫生和月经卫生，婚嫁后再讲究性生活卫生，就能确保自洁和外洁作用，对防范阴道炎症将万无一失。

但是，阴道所处的解剖位置对阴道自洁又十分不利，它内通子宫颈，外连会阴，又与尿道和肛门相毗邻。所以，如果女性忽略了阴道和周围器官的清洁卫生，就很容易诱发形形色色的各种阴道炎。

1. "初潮"期阴道炎

青春期女子首次来月经时，出于少女的羞怯和对月经的简单认识，往往不懂得或不注意经期卫生，慌乱中滥用了不洁净的卫生用品，致使会阴受不洁的卫生纸和月经带、月经棉塞的污染，病菌乘机滋生和进犯，引起阴道炎。这种"初潮"期阴道炎的主要症状表现是，会阴部有下坠及灼烧感，阴道分泌物增多，甚至呈脓性分泌。由于阴道分泌物外溢，刺激了尿道口，可出现尿频、尿痛等症状。患者可于临睡前，洗净会阴和阴道口，拭干，用洁净的手指轻轻将磺胺坐药，推入阴道，其消炎效果很好，且不会损伤处女膜。

2. 紧身裤性阴道炎

这种阴道炎是因姑娘经常穿紧身裤引起的。这些年来，大多数女青年在穿着打扮上追求时髦、新潮和性感，喜欢穿显露体形曲线美的绦纶三角内裤、弹力健美裤、牛仔裤。由于这类裤子紧裆、包臀，裤料为化纤织物又密不透风，致使阴道分泌物不能正常排出，适宜细菌的滋生繁殖，引起阴道炎。特别是炎热的夏天，姑娘穿绦纶三角内裤或弹力连裤丝袜，阴道和外阴在湿闷多汗的环境中捂久了，便易罹患这种阴道炎。紧身裤性阴道炎的主要症状特点是，白带增多，阴道和大小阴唇瘙痒，并伴有尿频、尿急等尿路刺激症状。治疗此种阴道炎，首先要换掉连裤袜、绦纶三角内裤、健美裤等紧身裤，清洗外阴，口服呋喃旦啶和维生素 C 各 100 毫克，每日 3 次，或每日 2 次服用分清王淋丸等中成药，多饮水，疗效是比较显著的。

3. 过敏性阴道炎

有些女青年追求新潮时髦，经常艳抹浓妆，洗浴后也常在外阴部扑些香粉，洒点香水，特别是夏天更喜欢这样做。但香粉、香水所含的化学成分对外阴和阴道黏膜刺激性很大，更容易引起过敏反应而发生阴道炎、外阴炎。临床上还表现有的姑娘沐浴时使用泡沫剂及洗澡油，这些化学物质也容易引起过敏性阴道炎。此种阴道炎以阴道瘙痒、阴道和外阴黏膜红肿和阴道分泌物增多为主症。故此，患者要把自己的隐痛如实向医生陈述，医生则可通过脱敏试验做出正确诊断而不致误诊。治疗过敏性阴道炎，医生常给予抗组胺药物口服，并指导阴道内外禁用洗澡油、泡沫剂，不要在外阴施擦香粉和喷洒香水，以防患于未然。

4. 化脓性阴道炎

由化脓性细菌感染而引起，患者发病前多患有糖尿病、结核病，尤其是因骑摩托或单车上下车过猛发生阴道撕裂伤，未及时就医而感染罹病。这种阴道炎主要症状是：白带增多，呈黄脓样带有腥臭，阴道灼热感或疼痛。妇科检查时可见阴道黏膜发红、肿胀，甚至有小溃疡面。治疗此种阴道炎，医生将施以抗生素和外用药物，并积极医治糖尿病、结核病。

加特纳菌性阴道炎

由致病原——加特纳杆菌引起，可通过性交传染，在性关系混乱的人群中，加特纳菌性阴道炎有高流行率。加特纳杆菌引起的感染多见于性活跃女性。急性期白带增多，有鱼腥或氨的臭味，外阴潮湿不适，常伴有阴道灼热感、性交痛及外阴瘙痒。

用药之道：治疗这种阴道炎症可将四环素和磺胺噻唑制成栓剂，置入阴道深部，每晚一次，共 10 日；口服甲硝唑、氨苄西林；有全身感染者，可静脉滴注氨苄西林或氯霉素。

淋菌性阴道炎

由致病原——淋病双球菌引起，可通过不洁或混乱的性交而传染。也有少数因借穿感染淋球菌的泳衣或通过淋球菌污染的浴缸、坐式便器等间接传染。

其症状表现为下腹部疼痛、阴道分泌物增多、脓性白带及阴道口红肿疼痛等，如不及时治疗，可转为慢性妇科炎症，有 10% ~ 20% 的妇女可出现不孕或宫外孕。

用药之道：治疗用头孢三嗪、大观霉素肌内注射连续 10 天。同时可选用麻柳叶 100 克、苍术 15 克、黄连 15 克、黄柏 15 克、败酱草 20 克、蛇床子 15 克、白头翁 30 克、苦参 30 克、地肤子 15 克、水煎。趁温热时洗外阴，每日 1 ~ 2 次，7 天为 1 疗程，一般 1 ~ 2 个疗程即可痊愈。

幼女阴道炎

多见于穿开裆裤的小女孩，发病原因是女孩在玩耍时坐在地上或在地上爬着玩，或手指直接捅进阴道，甚至置放异物，致使外阴、阴道受污染，诱发阴道炎。主要症状表现为外阴红肿、阴道内流水样分泌物、阴道灼痛或奇痛难忍。

用药之道：治疗幼女阴道炎，只需用花椒水或六一散（含滑石、甘草）冲水清洗阴道和外阴，便可收到满意效果。为防患于未然，不要给女孩子穿开裆裤，改穿宽松易脱的闭裆裤，同时教育女孩讲究卫生，勿用手或异物触摸阴道，每晚给女孩清洗会阴。

孕期阴道炎

在怀孕之前最好检查一下自己是否有阴道炎症，如果有的话，治疗彻底后再怀孕，因为这时医生可以大胆用药，而不用担心对胎儿会有什么影响，并且非孕期的治疗效果要远远好于孕期的治疗。女性在怀孕期间，激素水平升高，分泌物增加，阴道酸碱度改变，寄生于在阴道区域的细菌也随着环境的改变而发作，其中真菌性阴道炎在孕妇中最为常见。

用药之道：孕妇治疗阴道炎用药要特别慎重，可根据阴道炎不同类型选用外用药局部治疗，如栓剂等外用药物，防止药物导致胎儿畸形。真菌会在产道感染胎儿，使新生儿得一种叫鹅口疮的疾病。所以，孕妇治疗阴道炎要彻底，以防分娩时产道的真菌侵袭胎儿。

第五章　告别宫颈炎

宫颈炎症包括宫颈阴道部炎症及宫颈管黏膜炎症。由于宫颈管黏膜上皮为单层柱状上皮，易受分娩、性交及宫腔操作的损伤，抗感染能力较差，容易发生感染，并且宫颈管黏膜皱襞多，一旦发生感染，很难将病原体完全清除，故容易导致慢性宫颈炎症。

急性宫颈炎

（一）病因及病原体

急性宫颈炎主要见于感染性流产、产褥期感染、宫颈损伤和异物并发感染，病原体为葡萄球菌、链球菌、肠球菌等一般化脓性细菌。近年来随着性传播疾病的增加，急性宫颈炎已成为常见疾病，且以黏液脓性宫颈炎（MPC）最常见。其病原体主要为淋病奈瑟菌及沙眼衣原体。但部分 MPC 的病原体不清。病原体首先感染宫颈管柱状上皮，沿黏膜面扩散引起浅层感染，病变以宫颈管明显。淋病奈瑟菌除宫颈管柱状上皮外，还常侵袭尿道移行上皮、尿道旁腺及前庭大腺，葡萄球菌、链球菌更易累及宫颈淋巴管，侵入宫颈间质深部。

（二）病理

肉眼见宫颈红肿，宫颈管黏膜充血、水肿，宫颈外口可见脓性分泌物流出。镜下见宫颈黏膜及黏膜下组织、腺体周围大量中性粒细胞浸润，腺腔内可见脓性分泌物，血管充血。

（三）临床表现

部分患者无症状。主要症状表现为阴道分泌物增多，呈黏液脓性，因阴道分泌物的刺激，可出现外阴瘙痒及灼热感，也可有经间期出血、性交后出血等症状；此外，常伴有下泌尿道症状，如尿急、尿频、尿痛；妇科检查见宫颈充血、水肿、黏膜外翻，有脓性分泌物从宫颈管流出，宫颈触痛，质脆，触之易出血；若为淋病奈瑟菌感染，因尿道旁腺、前庭大腺受累，可见尿道口、阴道口黏膜充血、水肿以及多量脓性分泌物。

（四）诊断

根据临床表现做出初步诊断。擦去宫颈外口表面分泌物后，用小棉拭子插入宫颈管内取出，肉眼看到白色棉拭子上有黄色或黄绿色黏液脓性分泌物，将分泌物涂片做革兰染色，若光镜下平均每个高倍视野有 30 个以上或每个油镜视野有 10 个以上中性粒细胞，可诊断 MPC。对 MPC 者应做淋病奈瑟菌及沙眼衣原体的检测，以明确病原体。

（五）治疗

主要针对病原体。对于单纯急性淋病奈瑟菌性宫颈炎主张大剂量、单次给药，常用的药物有第三代头孢菌素，如头孢曲松钠 250mg，单次肌内注射；或氨基糖苷类的大观霉素 4g，单次肌内注射。治疗衣原体药物有四环素类如多西环素；红霉素类如阿奇霉素；或喹诺酮类如氧氟沙星。由于淋病奈瑟菌感染常伴有衣原体感染，因此，若为淋菌性宫颈炎，治疗时除选用抗淋病奈瑟菌的药物外，同时应用抗衣原体感染药物。

慢性宫颈炎

慢性宫颈炎多由急性宫颈炎未治疗或治疗不彻底转变而来，部分患者无急性宫颈炎病史，直接表现为慢性宫颈炎。主要病原体为葡萄球菌、链球菌、大肠埃希菌及厌氧菌，常因分娩、流产或手术损伤宫颈后，病原体侵入而引起感染。其次为性传播疾病的病原体，如淋病奈瑟菌、沙眼衣原体。卫生习惯不良或雌激素缺乏，局部抗感染能力差，也易引起慢性宫颈炎。

（一）常见的病理改变

1. 宫颈息肉

由于宫颈管局部长期慢性炎症刺激，宫颈管黏膜增生且向宫颈外口突出而形成息肉。可一个或多个不等，色红，呈舌形，直径一般约 1cm，质软而脆，易出血，息肉蒂细长，根部多附着于宫颈外口，少数在宫颈管壁。光镜下见息肉表面覆盖单层高柱状上皮，中心为结缔组织伴有充血、水肿及炎性细胞浸润。宫颈息肉极少恶变，恶变率 <1%，但若炎症存在则易复发。

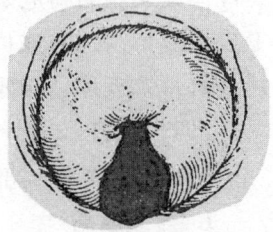

宫颈息肉

2. 宫颈黏膜炎

病变局限于宫颈管黏膜及黏膜下组织，宫颈阴道部外观光滑，宫颈外口可见有脓性分泌物，有时宫颈管黏膜增生向外突出，可见宫颈口充血、发红。由于宫颈管黏膜及黏膜下组织炎症反应和结缔组织增生，可使宫颈肥大。

3. 宫颈腺囊肿

在宫颈糜烂愈合过程中，新生的鳞状上皮覆盖宫颈腺管口或伸入腺管，将腺管口阻塞；腺管周围的结缔组织增生或瘢痕形成压迫腺管，使腺管变窄甚至阻塞，腺体分泌物引流受阻、潴留形成囊肿。检查时见宫颈表面突出多个青白色小囊泡，内含无色黏液。若囊肿感染，则外观呈白色或淡黄色小囊泡。

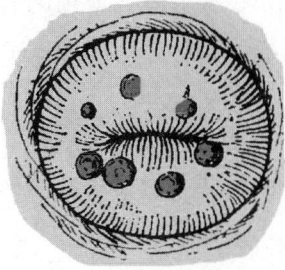

宫颈腺囊肿

4. 宫颈肥大

由于慢性炎症的长期刺激，宫颈组织充血、水肿，腺体和间质增生，还可能在腺体深部有黏液潴留形成囊肿，使宫颈呈不同程度肥大、硬度增加，但表面多光滑，有时可见到宫颈腺囊肿突起。

（二）临床表现

主要症状是阴道分泌物增多。分泌物呈乳白色黏液状，有时呈淡黄色脓性，可有血性白带或接触性出血（妇检或性交后）。当炎症涉及膀胱下结缔组织时，可出现尿急、尿频。若炎症沿宫骶韧带扩散到盆腔（可有腰骶部疼痛、下腹坠痛等），宫颈黏稠脓性分泌物不利于精子穿过，可造成不孕。妇科检查时可见宫颈有不同程度糜烂、肥大、充血、水肿，有时质较硬，有时可见息肉及宫颈囊肿。

（三）诊断

根据临床表现做出慢性宫颈炎的诊断并不困难，但明确病原体则较困难。对有性传播疾病的高危妇女，应做淋病奈瑟菌及衣原体的相关检查。由于宫颈柱状上皮异位与宫颈上皮内瘤变或早期宫颈癌从外观上难以鉴别，需常规做宫颈刮片、宫颈管吸片，必要时做阴道镜检查及活组织检查以明确诊断。

（四）治疗

慢性宫颈炎以局部治疗为主，根据病理类型采用不同的治疗方法。

1. 宫颈息肉

行息肉摘除术，术后将切除息肉送病理组织学检查。

2. 宫颈管黏膜炎

需行全身治疗，根据宫颈管分泌物培养及药敏试验结果，采用相应抗感染药物。

3. 宫颈腺囊肿

对小的宫颈腺囊肿，无任何临床症状可不予处理；若囊肿大，或合并感染，可用微波治疗，或采用激光照射将囊肿刺破，把囊内液放出。

预防：积极治疗急性宫颈炎；定期做妇科检查，发现宫颈炎症予以积极治疗；避免分娩时或器械损伤宫颈；产后发现宫颈裂伤应及时缝合。

慢性宫颈炎中药治疗

1. 临床表现

（1）湿热下注表现：带下量多，色黄白或为脓性，或带血丝。性交痛或性交后阴道出血。腰酸坠胀，腹胀下坠或有小便频数疼痛、阴痒，口苦咽干。舌红苔黄腻，脉弦滑。中成药：①妇炎平胶囊，每次4～6丸，每日2次，温开水送服。②子宫丸，每次9克，每日3次，饭后温开水送服。

（2）脾肾亏虚表现：带下量多清稀，绵绵不断，食少神疲，腰膝酸软，面色无华，或大便稀溏。舌淡苔白或腻，脉濡缓。中成药：①止带丸，每次3～6克，每日2～3次，饭后温开水送服。②茸坤丸，每次6克，每日3次，温开水送服。

2. 食疗方法

（1）扁豆花9克，椿白皮12克，均用纱布包好后，加水200毫升，煎取150毫升，分次饮用一般1周起效。

（2）新蚕砂30克（布包），苡米30克，放瓦锅内加水适量煎服，每天1次，连服5～7天。

（3）鹿茸6克，白果仁30，淮山药30克，猪膀胱1具。先将猪膀胱洗净，将诸药捣碎，装入猪膀胱内，扎紧膀胱口，文火（小火）炖至烂熟，入食盐少许调味，药、肉、汤同服食。

（4）杜仲30克（布包），粳米30～60克，同煮为粥，去药渣，食粥。每天1剂，连食7～8剂。

宫颈炎的发生与什么有关

宫颈炎的发生逐渐年轻化，这与过早性生活、性生活不洁以及性生活紊乱等因素有关。过早性生活指18岁以前已有性生活，此时由于生殖道尚未发育成熟，一旦感染上了HPV病毒以后，容易患上宫颈炎甚至进一步发展成宫颈癌。据统计资料显示，宫颈癌患者中约50%有过早性生活史。

由于宫颈炎以及早期的宫颈癌症状不明显甚至没有症状，所以建议那些开始有性生活的女性，无论年龄大小，最好能定期（最好每5年一次）到医院做防癌筛检。筛检包括HPV病毒检查和宫颈刮片检查，如果2项检查的结果都为阴性，则5年内不大可能得宫颈癌，因为宫颈癌的癌前病变阶段较长，约5～10年。但是这也不是绝对的，如果患者出现什么不适症状，一定要及时去医院就诊。

宫颈炎为何导致不孕

慢性宫颈炎是妇科疾病中最常见的一种，多见于分娩、流产、刮宫或手术损伤宫颈后，病原体侵入而引起感染，并由急性宫颈炎转变而来。急性宫颈炎如果治疗不彻底，病原体会隐居于宫颈黏膜内形成慢性炎症。

许多女性急性宫颈炎症状不太明显，一般常被忽略而直接发生慢性宫颈炎。慢性炎症是一个长期性的炎症，阴道分泌物过多的患者，约20%~25%是由宫颈炎所致，若因炎症造成的白带黏稠脓性，会不利于精子通过宫颈管，从而导致不孕，而且由于长期的炎症刺激和致病菌的侵袭，受精卵也不利于存活，容易导致流产。

孕期患淋菌性宫颈炎怎么办

常见的是淋菌性尿道炎，其实除了淋菌性尿道炎，淋菌性宫颈炎也是有可能发生的，这是因为尿道与阴道毗邻，淋菌感染尿道后很容易感染阴道，继而上行感染导致宫颈的炎症。它是一种较为常见的性传播疾病，由淋病双球菌感染引起，主要表现为白带增多，呈脓性或黏液性，伴有尿频、尿急、尿痛等症状。病程为1~2个月，带菌情况可持续数月。

女性患有淋菌性宫颈炎，得病以后，隐藏于宫颈管的淋菌，不但可以性交时传给男方，而且也可通过胎盘传给胎儿，导致流产、早产、死产等。在分娩过程中通过阴道的感染，同样会染上新生儿淋病，轻者引起新生儿眼结膜炎；重者可转为新生儿淋菌性败血症、脑膜炎、心内膜炎、直肠炎、口腔炎、关节炎等。其中以新生儿淋菌性眼炎最为多见。新生儿患病初期出现血性眼泪，24小时后转为脓性，如不及时治疗，可导致失明。

那么如果女性在孕期患有淋菌性宫颈炎怎么办？这个宝宝要不要呢？

性病专家认为，因为是孕期，患病用药就需要慎重了，因为很多药物对胎儿的生长发育都有害，所以孕期妈咪这时候应该到正规的医院去咨询医生，看淋菌性宫颈炎的严重程度，如果比较轻的话可以采用阴道冲洗的方法，再辅以微波的治疗，尽量减少药物的治疗，以免给胎儿带来影响。如果太严重的话，胎儿很有可能已经被感染的话，最好是采取终止妊娠的方法，因为胎儿感染以后首先对这种疾病的抵抗力比较弱，影响其生长发育，对以后的身体健康和智力发育有很大的影响；其次胎儿对很多药物敏感，治疗上不方便，不加强治疗，疾病又不得好，用药治疗又对胎儿有影响，所以是建议最好终止妊娠。

如果丈夫得了淋病，在未彻底治愈之前，切不可与孕妇性交，因为这样很容易传染给妻子，继而传给胎儿，若已性交同样用上述的治疗方法进行治疗。

如果孕期女性感染很严重，需要采取人工终止妊娠的话，一旦决定，就应该先把炎症治愈后进行终止妊娠，这时采用物理治疗加药物治疗的方式，服用抗菌的药物，尽早地把炎症治好，治疗期间要严密观察身体状况，如有什么不舒服及时去医院检查，人工终止妊娠现在有很多的方法，因为患者是被迫终止的，最好是选用比较好的、对子宫伤害小的终止妊娠方法，这样对以后的生育不会有影响。

第六章 告别盆腔炎

何谓盆腔炎

盆腔炎（PID）指女性上生殖道及其周围组织的炎症，主要包括子宫内膜炎、输卵管炎、输卵管卵巢脓肿（TOA）、盆腔腹膜炎。炎症可局限于一个部位，也可同时累及几个部位，最常见的是输卵管炎、输卵管卵巢炎。急性盆腔炎发展可引起弥漫性腹膜炎、败血症、感染性休克，严重者可危及生命。若急性期未能彻底治愈，则转为慢性盆腔炎，往往经久不愈，并可反复发作，导致不孕、输卵管妊娠、慢性盆腔痛，严重影响妇女健康，且增加家庭与社会经济负担。

盆腔炎病原体的两个来源

内源性病原体	来自寄居于阴道内的菌群（包括需氧菌及厌氧菌），可以由单纯需氧菌或单纯厌氧菌的感染，但多数为需氧菌及厌氧菌的混合感染。主要的需氧菌及兼性厌氧菌有金黄色葡萄球菌、溶血性链球菌、大肠埃希菌等；厌氧菌有脆弱类杆菌、消化球菌、消化链球菌等。厌氧菌感染的特点是容易形成盆腔脓肿、感染性血栓静脉炎，脓液有粪臭并有气泡，据文献报告70%～80%盆腔脓肿可培养出厌氧菌
外源性病原体	主要为性传播疾病的病原体（如衣原体、淋病奈瑟菌及支原体），其他有铜绿假单胞菌、结核分枝杆菌等。在我国，淋病奈瑟菌、衣原体引起的盆腔炎在明显增加。性传播疾病常同时伴有需氧菌及厌氧菌感染，可能是衣原体或淋病奈瑟菌感染造成输卵管损伤后，容易继发需氧菌及厌氧菌感染

盆腔炎的感染途径

1. 沿生殖道黏膜上行蔓延

病原体侵入外阴、阴道；或阴道内的菌群沿宫颈黏膜、子宫内膜、输卵管黏膜蔓延至卵巢及腹腔是非妊娠期或非产褥期妇女盆腔感染的主要感染途径。淋病奈瑟菌、衣原体及葡萄球菌等常沿此途径扩散。

2. 经淋巴系统蔓延

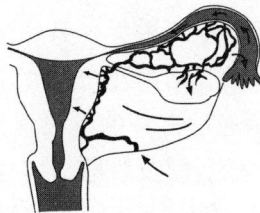

病原体经外阴、阴道、宫颈及宫体创伤处的淋巴管侵入盆腔结缔组织及内生殖器其他部分，是产褥感染、流产后感染及放置宫内节育器后感染的主要感染途径。链球菌、大肠埃希菌、厌氧菌多沿此途径蔓延。

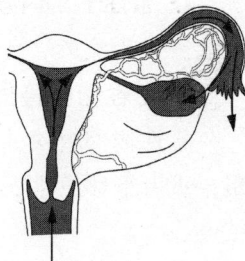

3. 经血循环传播

病原体先侵入人体的其他系统，再经血循环感染生殖器，为结核菌感染的主要途径。

炎症经黏膜上行蔓延

4. 直接蔓延

腹腔其他脏器感染后，直接蔓延到内生殖器，如阑尾炎可引起右输卵管炎。

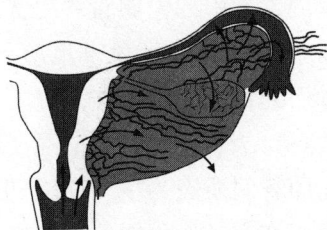

炎症经淋巴系统蔓延　　炎症经血循环传播

急性盆腔炎

（一）诱发因素

宫腔内手术操作后感染	如刮宫术、输卵管通液术、人工流产、放置宫内节育器等，由于手术消毒不严格或术前适应证选择不当，导致下生殖道内源性菌群的病原体上行感染。生殖器原有慢性炎症经手术干扰也可引起急性发作并扩散
感染性疾病	主要是下生殖道的性传播疾病，如淋病奈瑟菌性宫颈炎、衣原体性宫颈炎以及细菌性阴道病与 PID 密切相关
不洁性生活	盆腔炎多发生在性活跃期妇女，尤其过早性生活、有多个性伴侣、性生活过频、性伴侣有性传播疾病者。原因：可能与频繁的性活动、性活跃期妇女高水平的雌激素引起宫颈柱状上皮生理性移位、宫颈黏液的机械防御功能较差有关
经期卫生不良	使用不洁的月经垫、经期性交等，均可使病原体侵入而引起炎症。此外，低收入人群、不注意卫生保健者，盆腔炎的发生率高
邻近器官炎症直接蔓延	以大肠埃希致病菌为主。如阑尾炎、腹膜炎等蔓延至盆腔
慢性盆腔炎	慢性盆腔炎的急性发作

（二）病理及发病机制

1. 急性子宫内膜炎及急性子宫肌炎

多见于流产、分娩后。

2. 急性输卵管炎、输卵管积脓、输卵管卵巢脓肿

急性输卵管炎主要由化脓菌引起，轻者输卵管仅有轻度充血、肿胀、略增粗；重者输卵管明显增粗、弯曲，纤维素性脓性渗出物增多，造成与周围组织粘连。

急性输卵管炎因传播途径不同而有不同的病变特点：

（1）炎症沿生殖道黏膜向上蔓延，首先引起输卵管黏膜炎，输卵管黏膜肿胀、间质水肿、充血及大量中性粒细胞浸润，重者引起输卵管黏膜粘连，导致输卵管管腔及伞端闭锁，脓液积聚于管腔内则形成输卵管积脓。致病菌除了直接引起输卵管上皮损伤外，其细胞壁脂多糖等内毒素引起输卵管纤毛大量脱落，最后输卵管运输功能减退、丧失；另外，感染后引起的交叉免疫反应可损伤输卵管，导致严重输卵管黏膜结构及功能破坏，并引起盆腔广泛粘连。

（2）病原菌通过宫颈的淋巴播散到宫旁结缔组织，首先侵及浆膜层，发生输卵管周围炎，然后累及肌层，病变以输卵管间质炎为主，而输卵管黏膜层可不受累或受累极轻，管腔常可因肌壁增厚受压变窄，但仍能保持通畅。

（3）卵巢很少单独发炎，白膜是良好的防御屏障，卵巢常与发炎的输卵管伞端粘连而发生卵巢周围炎，称输卵管卵巢炎，习称附件炎。炎症可通过卵巢排卵的破孔侵入卵巢实质形成卵巢脓肿，脓肿壁与输卵管积脓粘连并穿通，形成TOA。TOA可为一侧或两侧病变，约半数是在可识别的急性盆腔炎初次发病后形成，另一部分是在慢性盆腔炎屡次急性发作或重复感染而形成。脓肿多位于子宫后方或子宫、阔韧带后叶及肠管间粘连处，可破入直肠或阴道，若破入腹腔则引起弥漫性腹膜炎。

3. 急性盆腔腹膜炎

盆腔内器官发生严重感染时，往往蔓延到盆腔腹膜，发炎的腹膜充血、水肿，并有少量含纤维素的渗出液，形成盆腔脏器粘连。当有大量脓性渗出液积聚于粘连的间隙内，可形成散在小脓肿；积聚于直肠子宫陷凹处则形成盆腔脓肿较多见。脓肿的前面为子宫，后方为直肠，顶部为粘连的肠管及大网膜，脓肿可破入直肠而使症状突然减轻，也可破入腹腔引起弥漫性腹膜炎。

4. 急性盆腔结缔组织炎

内生殖器急性炎症时，或阴道、宫颈有创伤时，病原体经淋巴管进入盆腔结缔组织而引起结缔组织充血、水肿及中性粒细胞浸润。宫旁结缔组织开始局部增厚，质地较软，边界不清，以后向两侧盆壁呈扇形浸润，若组织化脓则形成盆腔腹膜外脓肿，可自发破入直肠或阴道。

5. 败血症及脓毒血症

当病原体毒性强、数量多、患者抵抗力降低时，常发生败血症，若不及时控制，往往很快出现感染性休克，甚至死亡。发生感染后，若身体其他部位发现多处炎症病灶或脓肿者，应考虑有脓毒血症存在，但需经血培养证实。

Fitz-Hugh-Curtis 综合征是指肝包膜炎症而无肝实质损害的肝周围炎。淋病奈瑟菌及衣原体感染均可引起。由于肝包膜水肿，吸气时右上腹疼痛。肝包膜上有脓性或纤维渗出物，早期在肝包膜与前腹壁腹膜之间形成疏松粘连，晚期形成琴弦样粘连。5%～10% 输卵管炎可出现此综合征，临床表现为继下腹痛后出现右上腹痛，或下腹疼痛与右上腹疼痛同时出现。

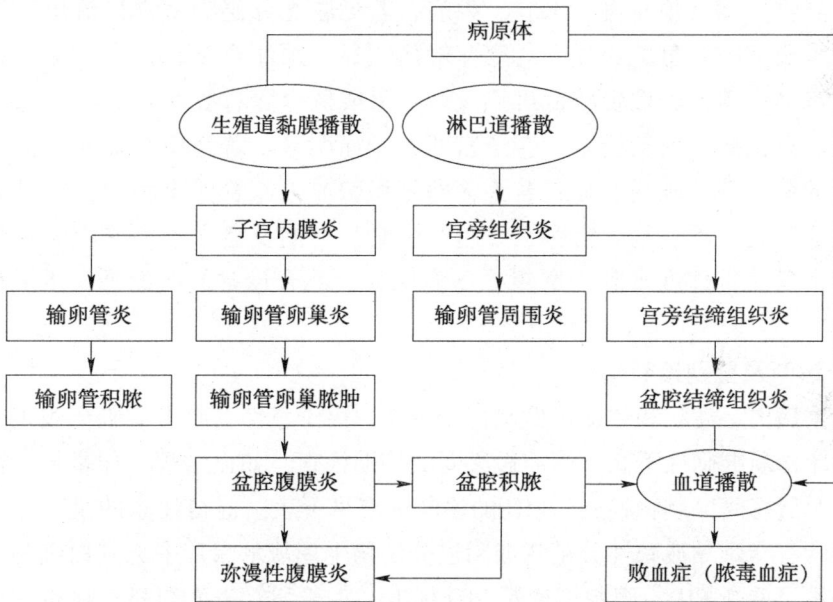

急性盆腔炎的病理生理

（三）临床表现

1. 症状

常见下腹痛、发热和阴道分泌物性状变化。阴道分泌物增多，可呈脓性；下腹痛多为持续性、活动或性交后加重；严重者可有寒战、高热、头痛、食欲不振；若有腹膜炎，则出现消化系统症状如恶心、呕吐、腹胀、腹泻等；月经期发病可出现经量增多、经期延长。若有脓肿形成，可有下腹包块及局部压迫刺激症状：如子宫前方的包块可出现膀胱刺激症状；子宫后方的包块可有直肠刺激症状；腹膜外的包块可致腹泻、里急后重感和排便困难。若有输卵管炎的症状及体征并同时有右上腹疼痛者，应怀疑有 Fitz – Hugh – Curtis 综合征。腹痛突然加剧、寒战、高热、恶心、呕吐、腹胀或有中毒性休克表现，应考虑脓肿破裂。

根据感染的病原体不同，临床表现也有差异。淋病奈瑟菌感染以年轻妇女多见，起病急，可有高热，体温在 38℃ 以上，常引起输卵管积脓，出现腹膜刺激征及阴道脓性分泌物。非淋病奈瑟菌性盆腔炎，起病较缓慢，高热及腹膜刺激征不明显。若为厌氧菌感染，患者的年龄偏大，容易有多次复发，常伴有脓肿形成。衣原体感染病程较长，高热不明显，长期持续低热、主要表现为轻微下腹痛并久治不愈以及阴道不规则出血。

2. 体征

急性病容，体温升高，心率加快，下腹部有压痛、反跳痛及肌紧张，严重者可出现腹胀、肠鸣音减弱或消失。盆腔检查：①阴道可有充血，有大量脓性臭味分泌物。②宫颈充血、水肿、举痛，若见脓性分泌物从宫口流出，说明宫颈管黏膜或宫腔有急性炎症。③穹窿触痛明显，须注意是否饱满，盆腔脓肿形成则后穹窿饱满，若位置较低可扪及后穹窿或侧穹窿有肿块且有波动感。④宫体稍大，有压痛，活动受限。⑤子宫两侧压痛明显，若为单纯输卵管炎，可触及增粗的输卵管，压痛明显；若为输卵管积脓或输卵管卵巢脓肿，则可触及包块且压痛明显，不活动；宫旁结缔组织炎时，可扪及宫旁一侧或两侧片状增厚或两侧宫骶韧带高度水肿、增粗、压痛明显；三合诊常能协助进一步了解盆腔情况。

3. 诊断及鉴别诊断

根据病史、症状和体征可做出初步诊断。由于急性盆腔炎的临床表现变异较大，临床诊断准确性不高，尚需做必要的辅助检查，如血常规、尿常规、宫颈管分泌物及后穹窿穿刺物检查。PID 的诊断标准见下表。值得注意的是多数急性盆腔炎患者有宫颈黏液脓性分泌物或阴道分泌物生理盐水涂片中见到白细胞；特异标准基本可诊断 PID。腹腔镜诊断 PID 标准：①输卵管表面明显充血；②输卵管壁水肿；③输卵管伞端或浆膜面有脓性渗出物。腹腔镜诊断准确，并能直接采取感染部位的分泌物做细菌培养，但临床应用有一定局限性。

PID 的诊断标准（2002 年美国 CDC 诊断标准）

基本标准
宫体压痛、附件区压痛
宫颈触痛
附加标准
体温超过 38.3℃（口温）
宫颈或阴道异常黏液脓性分泌物

阴道分泌物生理盐水涂片见到白细胞
实验室证实的宫颈淋病奈瑟菌或衣原体阳性
红细胞沉降率升高
C - 反应蛋白升高
特异标准
子宫内膜活检证实子宫内膜炎
阴道超声或磁共振检查显示充满液体的增粗输卵管
伴或不伴有盆腔积液，输卵管卵巢肿块
腹腔镜检查发现输卵管炎

诊断急性盆腔炎后，需进一步明确病原体。宫颈管分泌物及后穹窿穿刺液的涂片、培养及免疫荧光检测虽不如通过剖腹探查或腹腔镜直接采取感染部位的分泌物做培养及药敏准确，但临床较实用，对明确病原体有帮助。涂片可做革兰染色，若找到淋病奈瑟菌即可确诊，淋病奈瑟菌培养阳性率高，可明确病原体；免疫荧光主要用于衣原体检查。

急性盆腔炎应与急性阑尾炎、输卵管妊娠流产或破裂、卵巢囊肿蒂扭转或破裂等急腹症相鉴别。

（五）预防

①做好经期、孕期及产褥期的卫生宣传；②严格掌握产科、妇科手术指征；术时注意无菌操作，包括人工流产、放置宫内节育器、诊断性刮宫等常用手术，术后预防感染；③治疗急性盆腔炎时，应及时治疗、彻底治愈，防止转为慢性盆腔炎；④注意性生活卫生，减少性传播疾病，经期禁止性生活。

（六）治疗

急性盆腔炎主要为抗生素药物治疗。抗生素治疗可清除病原体，改善症状及体征，减少后遗症。经恰当的抗生素积极治疗，大多数急性盆腔炎可以治愈，即使输卵管卵巢脓肿形成，若治疗及时，用药得当，75%的脓肿能得到控制。

1. 支持疗法

卧床休息，应选择半卧位，目的是使脓液积聚于直肠子宫陷凹避免炎症向上腹部扩散。进食高热量、高蛋白、高维生素的流食或半流食物，补充液体，注意纠正电解质紊乱及酸碱失衡，必要时输少量新鲜血，高热时采用物理降温。尽量避免不必要的妇科检查以免引起炎症扩散，若有腹胀应行胃肠减压。

2. 药物治疗

根据药敏试验选用抗生素较为合理，但通常需在获得实验室结果前即给予抗生素治疗，因此，初始治疗往往根据病史、临床特点初步判断病原体的类型，按医生的经验选择抗生素。由于急性盆腔炎的病原体多为需氧菌、厌氧菌及衣原体的混合感染，且又有革兰阴性及革兰阳性之分，故抗生素多采用联合用药。给药途径以静脉滴注收效快，常用的配伍方案如下。①青霉素或红霉素与氨基糖苷类药物及甲硝唑联合方案：若患者为内源性细菌感染，且平素很少应用抗生素可考虑选用此方案；②克林霉素与氨基糖苷类药物联合方案：此方案对以厌氧菌为主的感染疗效较好，常用于治疗输卵管卵巢脓肿；③第二代头孢菌素或相当于第二代头孢菌素的药物及甲硝唑或替硝唑联合方案：头孢菌素多用于革兰阴性杆菌及淋病奈瑟菌感染的治疗；④喹诺酮类药物与甲硝唑联合方案：第三代喹诺酮类药物对革兰阴性菌和革兰阳性菌均有抗菌作用，与许多抗菌药之间无交叉耐药性。

抗生素的剂量应足够，疗程宜较长，一般10~14天，以免病情反复发作转成慢性。初始治疗时静脉给药，病情好转后可改为口服。在病原体检查获阳性结果后依据药敏试验结果调整用药。

3. 手术治疗

主要用于经抗生素治疗控制不满意TOA或盆腔脓肿患者。手术指征如下：

（1）有盆腔脓肿形成时：经药物治疗48~72小时，体温持续不降，患者中毒症状加重或包块增大者，应及时手术，以免发生脓肿破裂。

（2）疑输卵管积脓或TOA：经药物治疗病情有好转，继续控制炎症数日（2~3周），包块仍未消失但已局限化，应手术切除，以免日后再次急性发作或迁延形成慢性盆腔炎。

（3）脓肿破裂：体检有盆腔包块，突然腹痛加剧，寒战、高热、恶心、呕吐、腹胀，检查腹部拒按或有中毒性休克表现，均应怀疑脓肿破裂，需立即剖腹探查。

手术可根据患者情况选择经腹手术或腹腔镜手术。手术范围应根据病变范围、患者年龄、一般状态等全面考虑。年轻妇女应尽量保留卵巢功能，以采用切除病灶手术为主；年龄大于40岁、双侧附件受累或附件脓肿屡次发作者，可行全子宫及双附件切除术。若盆腔脓肿位置低、贴近阴道后穹窿时，可经阴道切开排脓，同时放置引流管。

4. 中药治疗

主要为活血化瘀、清热解毒药物，例如：银翘解毒汤、安宫牛黄丸或紫雪丹等。

慢性盆腔炎

慢性盆腔炎常为急性盆腔炎未彻底治疗或患者体质较差病程迁延所致，但亦可无急性盆腔炎病史，如沙眼衣原体感染所致输卵管炎。慢性盆腔炎病情较顽固，当机体抵抗力较差时，可有急性发作。

（一）病理

1. 慢性子宫内膜炎

可发生于产后或流产后，因胎盘、胎膜残留或子宫复旧不良，极易诱发感染；绝经后的老年妇女，由于雌激素低下，内膜菲薄，易受细菌感染，严重者宫颈管粘连形成宫腔积脓。镜下子宫内膜充血、水肿，间质大量浆细胞或淋巴细胞浸润。

2. 慢性输卵管炎、输卵管积水、输卵管卵巢炎及输卵管卵巢囊肿

慢性输卵管炎双侧居多，输卵管呈轻度或中度肿大，伞端可部分或完全闭锁，并与周围组织粘连。若输卵管伞端及峡部因炎症粘连闭锁，浆液性渗出物积聚；或因输卵管积脓中的脓液渐被吸收，浆液性液体继续自管壁渗出充满管腔，均可形成输卵管积水。积水输卵管表面光滑，管壁甚薄，形似腊肠或呈曲颈的蒸馏瓶状，卷曲向后，可游离或与周围组织有膜样粘连。

输卵管发炎时波及卵巢，输卵管与卵巢相互粘连形成炎性肿块，或输卵管伞端与卵巢粘连并贯通，液体渗出形成输卵管卵巢囊肿，也可由输卵管卵巢脓肿的脓液被吸收后由渗出物替代而形成囊肿。

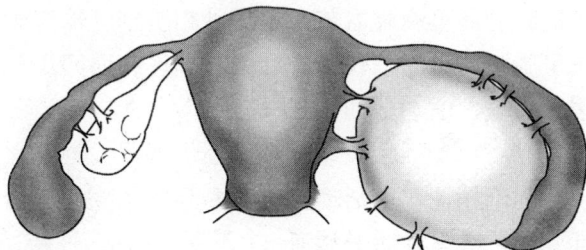

3. 慢性盆腔结缔组织炎

炎症可蔓延至宫骶韧带处，使纤维组织增生、变硬。若蔓延范围广泛，可使子宫固定，宫颈旁组织也增厚，严重者可形成"冰冻骨盆"。

（二）临床表现

1. 症状

（1）下腹部坠胀痛及腰骶部酸痛：由于慢性炎症形成的瘢痕粘连以及盆腔

充血，可引起下腹部坠胀痛及腰骶部酸痛，常在劳累、性交后及月经前后加剧。

（2）全身症状：多不明显，有时仅有低热，易感疲倦。因病程时间较长，部分患者可出现神经衰弱症状，如精神不振、失眠、周身不适等。当患者抵抗力差时，易有急性或亚急性发作。

（3）其他：盆腔淤血可致经量增多；子宫内膜炎常有月经不规则；老年性子宫内膜炎可有脓血性分泌物；卵巢受损时可致月经失调；输卵管粘连阻塞可致不孕或异位妊娠。

2. 体征

若为子宫内膜炎，子宫稍增大、轻压痛；若为输卵管炎，则在子宫一侧或两侧触到呈索条状增粗输卵管，并有轻度压痛；若为输卵管积水或输卵管囊肿，则在盆腔一侧或两侧触及腊肠形囊性肿物，活动多受限；若为盆腔结缔组织炎时，子宫常呈后倾后屈，活动受限或粘连固定，子宫一侧或双侧片状增厚、压痛，宫骶韧带常增粗、变硬、有触痛。

（三）诊断与鉴别诊断

有急性盆腔炎史，且症状和体征明显者，诊断并无困难。但有不少患者自觉症状较多，而没有明显盆腔炎病史及阳性体征，此时对慢性盆腔炎的诊断须慎重，以免轻率做出诊断造成患者思想负担。腹腔镜检查是诊断慢性盆腔炎的较准确方法。

1. 子宫内膜异位症

慢性盆腔炎有时与子宫内膜异位症不易鉴别，子宫内膜异位症痛经呈继发性、进行性加重，若能触及典型触痛结节，有助于诊断。鉴别困难时应行腹腔镜检查。

2. 卵巢囊肿

输卵管积水或输卵管卵巢囊肿需与卵巢囊肿相鉴别，输卵管卵巢囊肿除有盆腔炎病史外，肿块呈腊肠形，囊壁较薄，周围有粘连；而卵巢囊肿一般以圆形或椭圆形较多，周围无粘连，活动自如。

3. 卵巢癌

附件炎性包块与周围粘连，不活动，有时易与卵巢癌相混淆，炎性包块为囊性而卵巢癌为实性，B超检查有助于鉴别。

（四）预防

注意养成良好个人卫生习惯，锻炼身体，增强体质，及时彻底治疗急性盆腔炎。

（五）慢性盆腔炎病程较长，适宜采用综合治疗方法

1. 一般治疗

解除患者思想顾虑，增强治疗信心，增加营养，锻炼身体，注意劳逸结合，提高机体抵抗力。

2. 物理疗法

能促进盆腔局部血液循环，改善组织营养状态，提高新陈代谢，有利炎症吸收和消退。常用疗法的有激光、短波、超短波、微波、离子透入等。可用于输卵管炎和输卵管卵巢炎、慢性盆腔结缔组织炎患者。

3. 中药治疗

慢性盆腔炎以湿热型居多，治则以清热利湿，活血化瘀为主，常用止带方加减。有些患者为寒凝气滞型，治则为温经散寒、行气活血，常用桂枝茯苓汤加减。中药可以口服或灌肠。

4. 抗生素治疗

不主张长期或反复多种抗生素的联合治疗，但对于局部压痛明显、需保留生育功能年轻患者，或有急性或亚急性发作者则可以应用，最好同时采用抗衣原体或支原体的药物。

5. 其他药物治疗

采用 α–糜蛋白酶 5mg 或透明质酸酶 1500U，肌内注射，隔日 1 次，7～10 次为一疗程，可促进粘连和炎症的吸收。

6. 手术治疗

对于有输卵管积水或输卵管卵巢脓肿，反复引起炎症急性发作或伴有严重盆腔疼痛，经综合治疗无效者应行手术治疗，手术以彻底治愈为原则，避免病灶再次复发。根据患者年龄、病变轻重及有无生育要求决定手术范围。手术可以开腹或腹腔镜下进行。对年轻要求生育患者可行输卵管造口术或开窗术；对无生育要求者行患侧附件切除术或全子宫切除术加双侧附件切除术；对年轻妇女应尽量保留卵巢功能。

盆腔炎的预防

盆腔炎的患者应该去正规的医院进行检查治疗，注意卧床休息、补充营养。急性盆腔炎可以通过药物进行消炎、抗菌治疗；慢性盆腔炎可采用物理微波疗法，辅以药物联合治疗。盆腔治疗仪加药物进行杀菌、抗感染治疗。治疗期间患者不能同房，饮食、生活要有规律。

盆腔炎要做好预防工作，仰卧起坐可以预防盆腔炎仰卧起坐可以通过三个方面改善身体素质，从而预防、治疗盆腔炎等妇科疾病。

（1）仰卧起坐能锻炼腹部肌肉，使腹部肌肉收紧，更好地保护好腹腔内的脏器，免招撞击，长期坚持可以起到收腹作用。

（2）仰卧起坐还可以拉伸背部肌肉、韧带和脊椎。并可以通过拉伸脊椎，调节中枢神经系统，从而改善身体的抗病能力，提高机体抵抗力，预防致病菌感染。

（3）做仰卧起坐还可以锻炼腹股沟。腹股沟有许多毛细血管和穴位，做仰卧起坐可以通过锻炼刺激腹股沟的血管，加快血液流动的速度，从而治疗和缓解妇科疾病。

用锻炼腹肌的方法治疗盆腔炎等妇科病，是个可行的好办法。腰腹肌力量的加强对女人可以说有百利而无一害。从运动本身来讲，30 岁以下，仰卧起坐的最佳成绩应为 45 ~ 50 个/分；30 岁最好做到 40 ~ 45 个/分；40 岁应做到 35 个/分左右；50 岁应努力达到 25 ~ 30 个/分。这样锻炼腹部的肌肉，有利于健康，又可以预防疾病，还能起到腹部的减肥作用，既经济又实惠。

第七章　告别附件炎

附件炎容易"盯上"十种人

1. 清洗外阴不科学的女性。如先洗肛门再洗阴部，肛门处的细菌会进入阴道，上行导致附件炎。经期盆浴也容易导致病菌入侵，引发附件炎。

2. 未经严格消毒而进行的宫腔操作。如吸宫术、子宫输卵管碘油造影、子宫颈管治疗以及消毒不严格的产科手术等均可以造成附件炎。

3. 上环的女性。宫内节育器本身并不会引起附件炎，但如果放置节育器时没有严格无菌操作或者放置节育器后不注意个人卫生则会引起附件炎。

4. 结核病患者。结核患者未治疗或者治而未愈，身体内有潜伏感染病灶时，结核杆菌可以经血行传播引起附件炎。其他病菌的潜在感染也可以引起附件炎，但以结核分枝杆菌最为常见。

5. 附件附近器官发生炎症时，炎症容易蔓延引发附件炎，比较多见的如阑尾炎。炎症可通过直接蔓延引起输卵管炎、卵巢炎和盆腔腹膜炎，炎症一般发生在邻近的一侧输卵管及卵巢。

6. 办公室女性。长时间坐着，特别是办公室白领，血液循环不畅，而盆腔由于特殊的解剖结构使得静脉血液回流受阻，影响子宫附件毒素的排出，长期积累很容易引发附件炎。

7. 爱穿紧身裤和化纤内裤的女性。紧身裤和化纤内裤透气性差，长期使用，会导致会阴部不透气，阴道排泄物积聚，引发炎症，致病菌上行而诱发附件炎。

8. 不注意局部卫生的女性。勤洗勤换内裤，保持阴部清洁可以避免很多妇科炎症。如果不注意个人卫生，特别是经期、分娩后和流产后，抵抗力下降，病原体很容易经生殖道上行感染并扩散到输卵管、卵巢、甚至整个盆腔，引起附件炎和盆腔炎。

9. 有不洁性交时的女性。某些性传播疾病，如淋病等，感染后淋病双球菌可以沿黏膜向上蔓延，引起附件炎。

10. 闯"红灯"的女性。有些人误把月经期当成绝对安全期，殊不知避免了怀孕却迎来了无尽的烦恼。月经期性交，是给细菌开启了方便之门。月经期性交不仅是附件炎的诱因，还可以诱发妇科其他炎症。

女性经期要注意预防急性附件炎

急性附件炎一般为下腹痛的情况为主。妇科检查中，急性附件炎会有明显的压痛和反跳痛。预防急性附件炎的方法有哪些呢？接下来是专家对急性附件炎的预防的介绍。

1. 性传播疾病如淋病，感染后淋病双球菌可以沿阴道黏膜向上直接蔓延，急性附件炎会引起输卵管、卵巢炎症。

2. 盆腔或输卵管邻近器官发生炎症如阑尾炎和结肠炎时，急性附件炎可通过直接蔓延引起输卵管卵巢炎、盆腔腹膜炎，炎症一般发生在邻近的一侧输卵管及卵巢。

3. 经期不留意卫生会引起急性附件炎，由于女性经期时的子宫是处于开放的状态，很容易造成细菌感染，蔓延引起急性附件炎。

4. 分娩或流产后患者体质差，又不留意卫生，机体抵抗力下降，病原体经生殖道上行感染并扩散到输卵管、卵巢，继而整个盆腔，引起急性附件炎。

附件炎会导致不孕吗

输卵管和卵巢是女性生殖器的附件，它们一旦发炎症，就称为"附件炎"。可是，女同胞们，尤其是未婚的姑娘们，千万不要因为这种炎症带有"附件"标记就掉以轻心。须知输卵管和卵巢虽有女性生殖器的"附件"，但在生儿育女中却是挑大梁的角色。这两个"附件"若出现严重的炎症，会酿成不孕症。

女性内生殖器官中输卵管卵巢被称为子宫附件，附件炎是指输卵管和卵巢的炎症。

妇科临床观察，未婚女子在月经期若不注意卫生保健，如外阴不洁，月经用品不洁，病菌就可能穿过阴道进入子宫，引起子宫感染；炎症再经过血管、淋巴管或者从子宫腔直接扩散到输卵管，引起输卵管发炎，而输卵管发炎又常波及邻近的卵巢，从而引起附件炎。此外，阑尾炎、腹膜炎等腹腔炎症，也可以波及输卵巢和卵巢，引起这两个"附件"发炎。

患者小腹痛、发热、流黄色白带，这是急性附件炎的典型症状。急性附件炎经及时诊治，很快就会痊愈，倘若治疗不彻底或延误医治，就会转为慢性附件炎。这时，常会感到下腹痛、腰髋酸痛，经期和劳动后疼痛加重。如果卵巢的炎症影响排卵时，就会出现月经不调、白带增多。每当着凉感冒或身体抵抗力下降时，慢性附件炎就会急性发作，不仅原有的症状加重，还会引起发热、白细胞增多等。

也有一部分年轻女性患者开始罹患附件炎时，急性炎症表现并不明显，待发现时已转成慢性；还有些年轻女性虽然患了慢性附件炎，但因症状不明显自己未觉察，这就麻烦了。因为慢性附件炎往往容易引起输卵管粘连闭塞，以致不能受孕怀胎，造成不孕症。

另外，值得注意的是，由于输卵管和卵巢相邻，发生炎症时不易区分。尤其是输卵管的慢性炎症，时间久了可导致输卵管纤维化、增粗且阻塞不通，还可与周围组织粘连。如输卵管两端闭塞，可形成输卵管积水，积水穿入到粘连于一起的卵巢中，就会形成输卵管卵巢囊肿。这是造成婚后不孕或宫外孕的主要祸端。

在上述子宫、输卵管、卵巢"综合"炎症的基础上，多数患者病情进一步扩展，会引发子宫周围结缔组织发炎和盆腔膜炎。此时，患者可出现高热、寒战等全身症状，下腹部剧烈疼痛、肌肉紧张并可摸到包块，再严重的可引起血栓性静脉炎而出现腿肿、腿痛。

因此，患急性附件炎或慢性附件炎时，都应及时到医院妇科诊治，切不可因害羞而拖延不治。我们针对附件炎一般采用，中医中药与西药治疗相结合的方法。西医除给予抗生素消炎治疗外，腹腔镜检查还可以发现粘连并随即经腹腔镜行松解手术，即分离粘连，以恢复输卵管功能，在结合中医的巩固疗法一般就可以彻底消除炎症了，在消除炎症后，也就恢复了受孕的功能。

中医看附件炎

中医是医学的一颗最灿烂的明珠，中医的存在主要是中医具有的独特的疗效，一些西医根本无法解释的疾病中医能治愈，比如一些慢性病，西医就不可能一直输抗生素进行治疗，治疗 1 ~ 2 个疗程停一停，不然就会有不良反应。再比如盆腔积液输卵管积液，因积液病灶周围没多少肌肉和血管，西医输液打针剂量再大，却很难到达患处，因而治疗效果不尽人意。

中医认为附件炎属中医"带下病""少腹痛""腰痛""经病疼痛"等范畴。中医辨证多属湿热下注，气滞血瘀。下焦为肝肾二脏与冲任二脉所居之地，湿热稽留，湿热邪毒内侵，气机阻滞，血脉瘀阻，致使肝失疏泄，肾不化水，任脉不利，冲脉不固，诸症渐致而成。因此，中医治疗输卵管积液以清热解毒祛湿、利水、消炎、止痛、活血化瘀、兼顾扶正固本为基本法则。

附件炎可以并发哪些疾病

女性内生殖器官中输卵管、卵巢被称为子宫附件。卵巢与输卵管均为左右对称，分布位于小腹腰带以下，附件炎发病时，患者呈现两侧或一侧持续或间歇性牵拉痛坠闷感。初发时，只略有隐痛或不适，来潮时症状加重，故常为人们所忽视，并视为生理周期的正常反应。此病未婚、已婚女性均可发生，一般由内外阴逆行感染所造成，临床上常与盆腔炎相伴发生。

附件炎可使输卵管闭锁，导致不孕，诱发炎症与其他并发症，而附件炎真正的灾难性后果是使卵巢无法发挥正常的生理功能。卵巢是女性区别于男性最重要的性器官之一，它不仅承担着产生卵子与精子结合，创造延续人类历史重任，而且还承担着女性特有的雌激素、孕激素与雄性激素的分泌，支撑着女性的第二性征；使乳房挺拔、子宫充满活力；使皮肤白嫩细腻，线条柔润魅力四射。附件炎不但可使女性不孕不育，第二性征弱化消失，也可直接造成内分泌失调，致使皮肤早衰，偷走女人的美丽。

由于人们乱用抗生素，导致现在西药对附件炎的治疗效果大不如前，很多人有了些炎症就去吃药打针甚至去输液，见效虽然快，但是药一停没几天就又复法，有时候甚至引起真菌性阴道炎，使患者更加痛苦。在这种情况下用中医来治疗更加合适。

附件炎应该如何预防

首先广大妇女应注意经期、产后、流产后的养生及性生活卫生；阴道有出血时禁止性生活。进行人工流产、放环或其他宫腔手术及分娩，应到正规医院去，以避免消毒不严格，人为造成感染。一旦患有此病，要注意卧床休息，取半卧位，使病灶局限。饮食宜高营养易消化，富含维生素，增强自身的抵抗能力，同时遵守治疗原则彻底治疗，以免转成慢性。

如已患有本病，应配合医生进行积极治疗，并要持之以恒，以免病情迁延日久，难以根治。平时应注意个人卫生及经期养生，预防慢性感染。此外，由于本病病情顽固，又可反复发作，常使患者精神负担较重，所以要树立患者必的信心，保持心情舒畅，积极锻炼，增强体质，以提高抗病能力。

第八章　拒绝生殖器结核

生殖器结核的概况

由结核分枝杆菌引起的女性生殖器炎症称为生殖器结核，又称结核性盆腔炎。多见于 20～40 岁妇女，也可见于绝经后的老年妇女。

生殖器结核是全身结核的表现之一，常继发于身体其他部位结核如肺结核、肠结核、腹膜结核等，约 10% 肺结核患者伴有生殖器结核。生殖器结核潜伏期很长，可达 1～10 年，多数患者在日后发现生殖器结核时，其原发病灶多已痊愈。近年因耐多药结核、艾滋病的增加以及对结核病的控制的松懈，生殖器结核发病率有升高趋势。

生殖器结核的传染途径

生殖器结核常见的传染途径：

血行传播	为最主要的传播途径。青春期时正值生殖器发育，血供丰富，结核分枝杆菌易借血行传播。结核分枝杆菌首先侵犯输卵管，然后依次扩散到子宫内膜、卵巢，但侵犯宫颈、阴道、外阴者较少
直接蔓延	腹膜结核、肠结核可直接蔓延到内生殖器
淋巴传播	较少见。消化道结核可通过淋巴管传播感染内生殖器
性交传播	较罕见。男性患泌尿系结核，可通过性交上行传播

生殖器结核的病理改变

（一）生殖器结核主要病理改变

1. 输卵管结核

几乎所有的生殖器结核均累及输卵管，双侧性居多，外观双侧的病变程度可能不同。输卵管增粗肥大，其伞端外翻是输卵管结核的特有表现；也可表现为伞

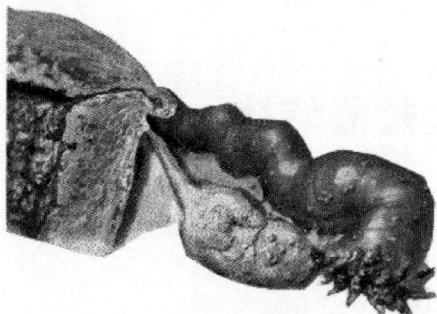

输卵管卵巢结核

端封闭，管腔内充满干酪样物质；有的输卵管增粗，管壁内有结核结节；有的输卵管僵直变粗，峡部有多个结节隆起。输卵管浆膜面可见多个粟粒结节，有时盆腔腹膜、肠管表面及卵巢表面也布满类似结节或并发腹腔积疗型结核性腹膜炎。在输卵管管腔内见到干酪样物质有助于同非结核性炎症相鉴别。输卵管常与邻近器官如卵巢、子宫、肠曲广泛粘连。

2. 子宫内膜结核

常由输卵管结核蔓延而来，占生殖器结核的50%～80%。输卵管结核患者约半数同时有子宫内膜结核。早期病变出现在宫腔两侧角，子宫大小及形状无明显变化，随着病情进展，子宫内膜受结核病变破坏，最后可形成瘢痕组织，使宫腔粘连变形、缩小。

3. 卵巢结核

占生殖器结核的20%～30%，主要由输卵管结核蔓延而来，因卵巢表面有白膜，所以通常仅有卵巢周围炎，较少侵犯卵巢深层。少部分卵巢结核由血循环传播而致，可在卵巢深部形成结节及干酪样坏死性脓肿。

4. 宫颈结核

常由子宫内膜结核蔓延而来或经淋巴或血循环传播，但较少见，占生殖器结核的10%～20%。病变可表现为乳头状增生或为溃疡，这时外观易与宫颈癌混淆。

5. 盆腔腹膜结核

盆腔腹膜结核多合并输卵管结核。根据病变特征不同分渗出型及粘连型。渗出型以渗出为主，特点为腹膜及盆腔脏器浆膜面布满无数大小不等的散在灰黄色结节，渗出物为浆液性草黄色澄清液体，积聚于盆腔，有时因粘连形成多个包裹性囊肿；粘连型以粘连为主，特点为腹膜增厚，与邻近脏器之间发生紧密粘连，粘连间的组织常发生干酪样坏死，易形成瘘管。

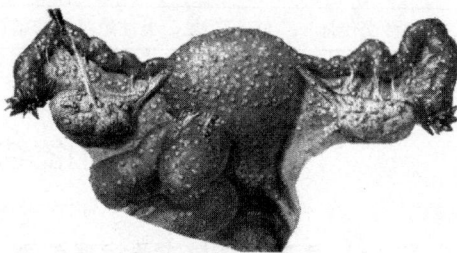

盆腔腹膜结核

生殖器结核的临床表现

临床表现轻重不一，有的患者无任何症状，有的患者则症状较重。

（一）症状

1. 不孕

输卵管黏膜纤毛被破坏与粘连，管腔阻塞、狭窄、输卵管僵硬、蠕动受限，丧失运输功能以及子宫内膜结核妨碍受精卵的着床与发育，均可致不孕。

2. 月经异常

早期因子宫内膜充血及溃疡，可有经量过多；晚期因子宫内膜遭受破坏而表现为月经稀少或闭经。

3. 下腹坠痛

由于盆腔炎症和粘连，可有不同程度的下腹坠痛，经期加重。

4. 全身症状

活动期可有结核病的一般症状，如发热、盗汗、乏力、食欲不振、体重减轻等。轻者全身症状不明显，有时仅有经期发热，但症状重者可有高热等全身中毒症状。

（二）体征

患者多因不孕行诊断性刮宫、子宫输卵管碘油造影及腹腔镜检查才发现患有盆腔结核而无明显体征和其他自觉症状。合并腹膜结核，检查腹部时有柔韧感或腹腔积液征，形成包裹性积液时，可触及囊性肿块，边界不清，不活动，表面因有肠管粘连，叩诊为鼓音。子宫一般发育较差，活动受限。若附件受累，在子宫两侧可触及条索状的输卵管或输卵管与卵巢等粘连形成的大小不等及形状不规则的肿块，质硬、表面不平、呈结节状突起或可触及钙化结节。

生殖器结核的诊断及鉴别诊断

大多数患者缺乏明显症状，阳性体征不多，故诊断时易被忽略。应详细询问病史：以下情况要考虑有生殖器结核的可能：①原发不孕、月经稀少或闭经；②未婚女青年有低热、盗汗、盆腔炎或腹水；③慢性盆腔炎久治不愈；④既往有结核病接触史或本人曾患肺结核、胸膜炎、肠结核。找到病原学或组织学证据即可确诊。常用的辅助诊断方法如下。

（一）子宫内膜病理检查

是诊断子宫内膜结核最可靠的依据。选择在经前 1 周或月经来潮 6 小时内行刮宫术。术前 3 日及术后 4 日应用抗结核药物以预防刮宫引起结核病灶扩散。子宫内膜结核多由输卵管蔓延而来，刮宫时应注意刮取子宫角部内膜，将刮出物送病理检查，在病理切片上找到典型结核结节，即可以确诊，但阴性结果并不能排除结核的可能。宫颈可疑结核，应做活组织检查确诊。

（二）X 线检查

子宫输卵管碘油造影可能见到下列征象：①宫腔呈不同形态和不同程度狭窄或变形，边缘呈锯齿状；②输卵管管腔有多个狭窄部分，呈典型串珠状或显示管腔细小而僵直；③在相当于盆腔淋巴结、输卵管、卵巢部位有钙化灶；④若碘油进入子宫一侧或两侧静脉丛，有子宫内膜结核的可能。为防止将输卵管管腔中的干酪样物质及结核菌带到腹腔，在造影前后应用抗结核药物。胸部、盆腔、消化系统和泌尿系统 X 线检查，有助于发现原发病灶。

（三）腹腔镜检查

直接观察子宫、输卵管浆膜面有无粟粒结节，取腹腔液进行结核菌培养，或在病变处做活组织检查。

（四）结核菌检查

取月经血或宫腔刮出物或腹腔液做结核菌检查，可选用涂片抗酸染色查找结核菌、结核菌培养、动物接种等。

结核菌素试验：结果强阳性说明目前仍有活动性病灶，但不能说明病灶部位，结果阴性一般情况下表示未有过结核菌感染。

（六）其他

白细胞计数不高，其中分类淋巴细胞增多，有异于化脓性盆腔炎。活动期红细胞沉降率增快，但血沉正常不能排除结核病变，这些化验检查均没有特异性，只能作为诊断参考。

结核性盆腔炎应与非特异性慢性盆腔炎、子宫内膜异位症、卵巢肿瘤鉴别。诊断困难时，可做腹腔镜检查或剖腹探查确诊。宫颈结核应与宫颈癌鉴别。

生殖器结核的治疗

（一）采用抗结核药物治疗为主，休息营养为辅的治疗原则。

1. 抗结核药物治疗

抗结核药物治疗对 90% 女性生殖器结核有效。药物治疗应遵循早期、联合、规律、适量、全程的原则。既往多采用 1.5~2 年的长疗程治疗，近年采用异烟肼、利福平、乙胺丁醇、链霉素及吡嗪酰胺等抗结核药物联合治疗，将疗程缩短为 6~9 个月，取得良好疗效。治疗方案可参照肺结核的治疗方法。

2. 支持疗法

急性患者至少应休息 3 个月，慢性患者可以从事部分工作和学习，但要注意劳逸结合，加强营养，适当参加体育锻炼，增强体质。

（二）手术治疗

下列情况应考虑手术治疗：①盆腔包块经药物治疗后缩小，但不能完全消退；②治疗无效或治疗后又反复发作者；③盆腔结核形成较大的包块或较大的包裹性积液者；④子宫内膜结核严重，内膜被广泛破坏，药物治疗无效者。为避免手术时感染扩散和减轻粘连，提高手术后治疗效果，手术前后需应用抗结核药物治疗。手术以全子宫及双侧附件切除术为宜，对年轻妇女应尽量保留卵巢功能。对病变局限于输卵管，而又迫切希望生育者，可行双侧输卵管切除术，保留卵巢及子宫。虽然生殖器结核经药物治疗取得良好疗效，但治疗后的妊娠成功率极低，可行辅助生育技术助孕。由于生殖器结核所致的粘连常较广泛而紧密，术前应口服肠道消毒药物并做清洁灌肠，术时应注意解剖关系，避免损伤肠管。

生殖器结核的预防

预防生殖器结核，应增强体质，做好卡介苗接种，积极防治肺结核、淋巴结核和肠结核等。

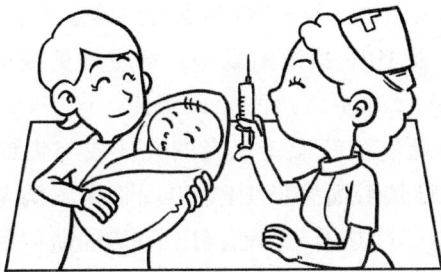

第九章　拒绝生殖器病毒感染

生殖器病毒感染由尖锐湿疣引起

尖锐湿疣是由 HPV 感染引起的。HPV 是人类乳头瘤病毒的英文简称，是目前已明确的与宫颈病变有关的病原体，HPV 持续感染是宫颈癌的危险因素之一。

HPV 的易感因素有以下几个方面。

1. 性乱和性伴数：目前研究已明确性乱是造成 HPV 感染的主要易感因素。性伴数增多会增加 HPV 的易感性，即性伴数越多 HPV 易感性越大。

2. 过早性生活：性生活年龄越小，尤其是女性，HPV 易感性及 HPV 感染率增加。

3. 避孕药具：研究显示避孕药具的使用影响 HPV 的易感性，最有争议的是口服避孕药。

4. 吸烟与饮酒。

5. 目前大多数研究资料肯定 HPV 易感性与妊娠有关。

6. 性激素：一些研究显示 HPV 感染率随妇女月经周期呈轻度波动，各年龄组也呈类似改变，故认为 HPV 的易感性与女性激素水平有关。

7. 机体免疫状况：在 HPV 易感因素中，宿主的免疫功能状况起着十分重要的作用。

8. 遗传：鉴于并非所有尖锐湿疣患者的性伴或与尖锐湿疣患者有性接触者均临床发病和存在固非性接触而感染 HPV 出现临床发病者，表明患者的个体可能存在对 HPV 的遗传易感性基因，因而提出 HPV 的遗传易感性因素。

9. HPV 的其他易感因素有受教育程度较低、营养不良、个人卫生差、肛门外生殖器部位分泌物增多、局部潮湿、皮肤黏膜薄嫩、易受外伤或皮肤黏膜的破损；外生殖器官疾病如真菌感染、淋病、非淋菌性尿道生殖道炎、细菌性阴道病等也可增加 HPV 的易感性。

HPV 感染的治疗

如果仅仅是 HPV 阳性，没有任何病变，就可以不作处理，因为自身可以清除，可以复查。如果它已经造成了局部增生性病变或宫颈病变，就必须及时治疗了。

"治病不治毒"是对 HPV 感染目前的处理原则，即仅治疗 HPV 感染引起的病变，而不是治疗 HPV 感染本身，对未引起病变的 HPV 感染不需要治疗，正如大多数病毒引起的感冒不需要治疗一样。

对 HPV 引起的生殖道病变，主要的治疗方法包括物理消融（如激光、冷冻）、细胞毒药物（如鬼臼树脂）、光动力学治疗等。这些方法都不能彻底消除病毒，未来的发展方向是疫苗和抗病毒药物的开发。采用合适且有效的治疗方法，尖锐湿疣治愈很容易。疣体不超过黄豆粒大小的情况下可以使用药性温和的外用药治疗，疣体较大如超过花生米粒大小的可先用物理方式（激光、冷冻等）去掉疣体，待创面愈合后再用药性温和的抗复发的外涂药涂抹局部，防止复发。

HPV 感染的预后

临床与实验研究显示人体感染 HPV 后有 3 种演变可能：

1. 部分人的 HPV 感染经一定潜伏期后进一步发展成有临床表现的病变如尖锐湿疣、肿瘤等疾病。

2. 部分人感染 HPV 后 HPV 长期停留在皮肤黏膜组织中，不引起明显的临床表现，也不引起任何不适。

3. 部分人的 HPV 感染具有自限性，经过一定时期后 HPV 感染可逐渐消失，为自行消退或自发性消退。

如何预防新生儿尖锐湿疣

孕妇得了尖锐湿疣，不仅给患者自己带来痛苦和不适，而且对以后经产道出生的新生儿带来不良后果，导致新生儿的尖锐湿疣。应如何预防新生儿尖锐湿疣呢？

1. 在怀孕前夫妻任何一方患有尖锐湿疣时，一定要及时治疗，彻底治疗，治愈后连续观察 6 ~ 8 个月，肯定无复发时才能怀孕。

2. 怀孕后才出现的尖锐湿疣应积极治疗。由于怀孕后母亲的生殖器官充血变软和某些治疗尖锐湿疣的药物会对胎儿影响，导致胎儿畸形，甚至死胎、流产。

做"无炎"的幸福女人

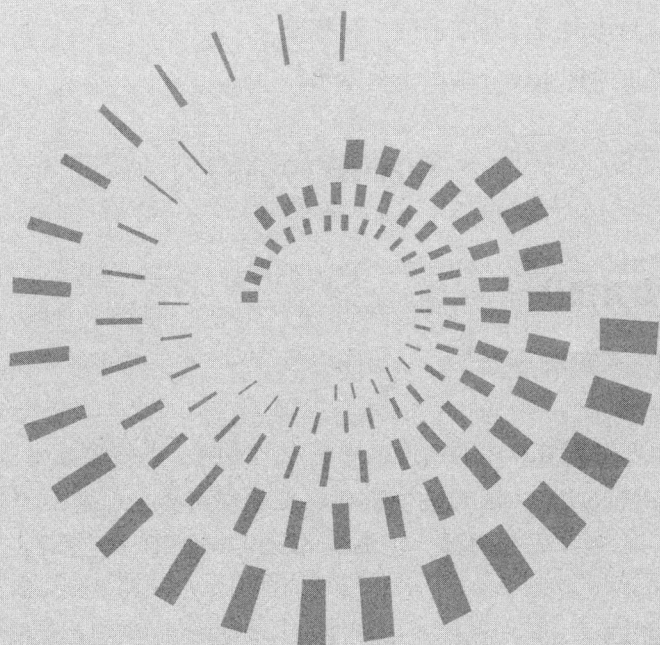

第一章 未雨绸缪消灭外来入侵者

——消毒灭菌

对大家来讲，消毒灭菌并不陌生，然而，什么是消毒灭菌？如何进行消毒灭菌？什么时候需要消毒，什么时候需要灭菌呢？通过本章你将了如指掌。

消毒与灭菌相关术语

消毒：杀死物体上病原微生物的方法，并不一定能杀死含芽孢的细菌或非病原微生物。笔者称之为"去坏留好"。

灭菌：杀灭物体上所有微生物的方法。说白点就是"格杀勿论"。无菌就是不存在活菌的意思。

抑菌：抑制体内或体外细菌的生长繁殖。

防腐：防止或抑制体外细菌生长繁殖的方法。

物理消毒灭菌法

一、热力灭菌法

（一）湿热灭菌法

1. 巴氏消毒法

用较低温度杀死液体中的病原菌和特定微生物，保持物品中所含不耐热成分不被破坏的方法。此法由法国微生物和免疫学家路易·巴斯德创建。用于牛乳、酒类的消毒。具体方法有两种：①加热 61.1 ~ 62.8℃ 30 分钟；②加热 71.7℃ 15 ~ 30秒。

2. 煮沸法

加热水煮沸（100℃）维持 5 分钟，可杀死细菌繁殖体；杀死细菌芽孢需煮沸 1 ~ 2 小时。此法常用于食具刀剪注射器等的消毒。

3. 流动蒸汽消毒法

又名 Arnold 流通蒸汽灭菌法，100℃维持 15 ~ 30 分钟，可杀死细菌繁殖体。

4. 间歇蒸汽灭菌法

利用反复多次的流通蒸汽间歇加热以达到灭菌目的。将需灭菌物品置于流通蒸汽灭菌器内，100℃加热 15 ~ 30 分钟，杀死其中的繁殖体，但尚有残存的芽孢。取出后放37℃过夜，使芽孢发育成繁殖体，次日再蒸一次，如此连续 3 次可达灭菌效果。

5. 高压蒸汽灭菌法

灭菌效果最好，医疗实践中最常用的消毒灭菌法。利用高压蒸汽灭菌器可杀灭包括细菌芽孢在内的所有微生物。

（二）干热灭菌法

1. 焚烧。

2. 烧灼。

3. 干烤。

4. 红外线：波长 0.77 ~ 1000μm，其中 1 ~ 10μm 效果最佳。

二、辐射灭菌法

1. 紫外线（UV）

波长 240 ~ 300nm 的紫外线具有杀菌作用，其中以 260 ~ 266nm 杀菌作用最强，导致细菌的变异死亡。紫外线可杀死各种病毒。但紫外线穿透力弱，故仅适用于物体表面或空气的消毒灭菌。

2. 电离辐射

利用高速电子、χ 射线和 γ 射线具有较高的能量和强大的穿透力杀死微生物。适用于一次性医疗用品、食品、药品和生物制品的消毒或灭菌。

3. 微波

波长 10 ~ 1000mm 的电磁波可穿透玻璃、陶瓷和薄塑料等物质但不能穿透金属表面。微波主要靠热效应灭菌。

三、滤过除菌法

滤过除菌法使用物理阻留的方法除去液体或空气中细菌达到无菌的目的。主要适用于不耐高温的血清、毒素、抗生素以及空气等的除菌，但不能除去支原体和病毒。

四、超声波杀菌法

利用人耳听不到的高于20kHz/s 的声波即超声波裂解细菌的方法。主要用于粉碎细胞，提取细胞组分或制备抗原等。

五、干燥与低温抑菌法

干燥法常用于保存食物，盐渍或糖渍食品可使细菌体内水分逸出造成生理性干燥，使细菌的生命活动停止从而防止食物变质。

低温可使细菌新陈代谢减慢，故常用于保存菌种和毒种。常用的低温条件有 $-4℃$、$-20℃$、$-70℃$（二氧化碳干冰温度），$-196℃$（液氮温度）。长期保存还可用真空冷冻干燥法，一般可保存菌种或毒种数年至数十年；是目前保存菌种最好的方法。

化学消毒灭菌法

1. 根据化学消毒剂的杀菌机制不同，将其分为以下几类

促进菌体蛋白质变性或凝固，例如酚类（高浓度）、醇类、重金属盐类（高浓度）、酸碱类、醛类。

干扰细菌的酶系统和代谢，例如某些氧化剂、重金属盐类（低浓度）与细菌的 $-SH$ 基结合使有关酶失去活性。

损伤菌细胞膜，例如酚类（低浓度）、表面活性剂、脂溶剂等，能降低菌细胞的表面张力并增加其通透性，使胞外液体内渗，致使细菌破裂。

消毒剂的主要种类：酚类、醇类、重金属盐类、氧化剂、表面活性剂、烷化剂。

2. 消毒剂的应用

皮肤：外科手术患者手术野皮肤的消毒，常用 2.5% 碘酒、70% 乙醇。

黏膜：1% 硝酸银或 2% 蛋白银滴眼用于预防新生儿淋菌性结膜炎；3% H_2O_2 用于口腔黏膜消毒；0.1% 高锰酸钾或 0.01% ～0.1% 氯己定用于冲洗尿道、阴道、膀胱等。

手：0.2% 来苏、0.2% ～0.5% 过氧乙酸、2.5% 碘酒、70% 乙醇均可用于手的消毒。

空气：12.5 ～25ml/m³ 福尔马林熏蒸 12 ～24 小时；2% 过氧乙酸 8ml/m³ 喷雾 1 小时或紫外线照射 1 小时/次，每日 2 ～3 次。

房间、地面、墙壁、门窗：用 0.2% ～0.4% 过氧乙酸 200ml/m²，喷雾 30 ～60 分钟。

饮水：氯气或漂白粉用于自来水消毒。

尸体：0.5% 过氧乙酸湿布单包裹后焚烧深埋。

细菌感染的特异性防治

1. 人工主动免疫

是采用人工方法接种菌苗或类毒素，使机体通过免疫系统的应答，产生特异性免疫力。主要用于预防。

（1）疫苗：是用各种微生物及其成分制备的用于预防相应传染病的抗原性生物制品。

（2）类毒素：是利用某些细菌的外毒素经 0.3% ~ 0.4% 甲醛处理，使其失去毒性仍保留抗原性的生物制品，它们在机体内吸收缓慢、能较长时间刺激机体以增强免疫效果。

2. 人工被动免疫

是采用人工方法向机体输入由他人或动物产生的免疫效应物质，如免疫血清、淋巴因子等，使机体立即获得免疫力，达到防治某种疾病的目的。其特点是输入后立即发生作用，主要用于治疗和紧急预防。

（1）抗毒素：用类毒素多次注射马等实验动物，待其产生大量特异性抗体后，采血分离血清并经浓缩纯化后的制品即称抗毒素。主要用于治疗或紧急预防因细菌外毒素而致的疾病。常用的有破伤风精制抗毒素、白喉精制抗毒素。

（2）抗菌血清。

（3）胎盘丙种球蛋白和血浆丙种球蛋白：胎盘丙种球蛋白是从健康产妇的胎盘和婴儿脐血中提取的丙种球蛋白制剂。血清丙种球蛋白又称 γ - 球蛋白，是从正常人血浆中提取的丙种球蛋白制剂。

（4）免疫核糖核酸：是一类特异性的免疫触发剂，它可使机体的正常淋巴细胞转化为致敏淋巴细胞而发挥其免疫作用，而主要试用于一些病毒性疾病和肿瘤中。

（5）其他免疫制剂：人工自动免疫是根据病原微生物抗原可激发免疫系统产生特异性免疫的原理，将菌苗、疫苗及类毒素注入机体，使机体主动产生特异性免疫力的过程。人工被动免疫是输入含有特异性抗体的免疫血清或制备的免疫细胞使机体立即获得免疫力，可用于某些急性传染病的应急性预防和治疗。

人工主动免疫与人工被动免疫的比较

区别要点	人工主动免疫	人工被动免疫
免疫物质	抗原	抗体或细胞因子等
免疫出现时间	慢（2~4 周）	快（立即）
免疫维持时间	长（数月至数年）	短（2~3 周）
主要用途	预防	治疗或紧急预防

病毒感染的治疗

1. 药物治疗

包括核苷类药物（阿昔洛韦、三氮唑核苷等）；蛋白酶抑制剂；天然药物（板蓝根、大青叶、苍术、艾叶、冬虫夏草等）。

2. 基因治疗

反义核苷酸、核酶。

3. 免疫治疗

特异性抗体、非特异性免疫调节剂、治疗性疫苗等。

真菌防治原则

真菌感染无有效的特异性预防，主要注意清洁卫生。各种癣症以外用药为主，可选用抗真菌霜剂或软膏，必要时可内服抗真菌药物；深部真菌病的治疗，主要是除去各种诱因，提高机体抵抗力。

第二章　增强自身抵抗力

——培养良好的生活方式

好习惯和坏习惯都具有很强大的力量

先来看一个故事：有一段时期，盖蒂抽烟抽得很凶。一天，他去法国度假的途中，在一个小旅馆投宿。晚上下起了大雨，地面特别泥泞，开了好几个钟头的车之后，盖蒂实在是累极了。吃过晚饭，他就回到自己的房间里，睡着了。但是清晨时分盖蒂突然醒了过来，他很想抽支烟，于是他就打开了灯，很自然地伸手去摸他一般都会放在床头的烟，但是没有。他下了床，到衣服的口袋里去找，也没有。于是他又在行李袋里找，结果他又一次失望了。他知道这个时候旅馆的酒吧和餐厅早就关门了。他想，这个时候把不耐烦的门房叫过来，实在是不可能。现在他唯一能得到香烟的方法就是穿好衣服，到火车站去，但是那还在6条街之外呢。

看来情形并不乐观，外面还下着雨。他的汽车也停在离旅馆还有一段距离的车房里。而且，在他住店的时候，别人也提醒过他了。车房的门是午夜关，第二天早上6点才开门，现在能叫到出租车的概率也相当于零。

显然，要是他真的迫切地需要一支烟，那么他只能在雨里走到黑暗中。抽烟的欲望不断地折磨着他。于是，他下了床，脱下睡衣，穿好衣服，准备出去。正在他伸手拿雨衣的时候，他突然笑了起来，笑自己傻。他突然觉得，自己的行为多荒唐可笑。

盖蒂站在那里，心里不停地想着，一个所谓的知识分子，一个商人，一个认为自己有足够的智慧可以对别人下命令的人，居然在三更半夜要离开舒适的旅馆，冒着大雨走上好几条街去买香烟。

盖蒂也是生平第一次注意到，他现在早就养成了一个坏习惯，那就是为了一个不好的习惯，他可以放弃极大的舒适。看来，这个习惯对他并没有什么好处，于是，他的头脑立刻就清醒了过来，很快他就做出了决定。

他已经决定好了，就走到桌子旁边把那个烟盒团起来扔出去，然后重新换上睡衣，回到舒服的床上。心里怀着一种解脱，甚至是一种胜利的感觉，很满足地关上灯，合上了眼睛。在窗外的雨声里，他进入了一个从来没有过的深沉的睡眠。自从那个晚上之后，他再也没抽过一根烟，也再没有想过要抽烟。

盖蒂说，他并不是想用这件事来指责那些有抽烟习惯的人。但是他经常回忆那天晚上的情形，他只是为了表示，按照他当时的情况，他差点被一种恶习俘虏。

经常做一件事就会形成习惯，而习惯的力量是难以抗拒的。但是人类还有一种潜藏的缓冲能力，也不容小觑。既然人有可能养成一种习惯，那肯定他也有能力改掉这种习惯。

有些人说，奇怪的是，养成好习惯很难，但是一个坏习惯却在不知不觉中就已经形成了。但是，事实并非如此，这还要看一个人的毅力。不管怎么说，习惯终归是习惯，并没有合理的理论说坏习惯要比好习惯更容易养成。

为了健康养成良好的生活习惯

1. 吃好早餐

一直就有"早餐吃好、午餐吃饱、晚餐吃少"的说法，但由于早上时间最为紧张，有的人又赖床，就来不及吃早餐。这样，对大脑的损害非常大，因为不吃早餐造成人体血糖低下，对大脑的营养供应不足，大脑需要的能量得不到供应。早餐中鲜牛奶最为适宜，它不仅含有优质的蛋白质，而且还含有大脑发育所必需的卵磷脂（磷脂酰胆碱）。

2. 保证充足的睡眠

睡眠是大脑休息和调整的阶段，睡眠不仅能保持大脑皮质细胞免于衰竭，使消耗的能量得到补充，大脑皮质的兴奋和抑制过程达到了新的平衡。要注意睡觉时不要蒙头，因为蒙头睡觉时，随着棉被内二氧化碳浓度的不断升高，氧气浓度不断下降，大脑供氧不足，长时间吸进污浊的空气，对大脑损伤极大。

3. 饮水充足

水是人体的最主要的组成部分，饮水不足是大脑衰老加快的一个重要原因。每天至少要饮用8杯水，以保证身体的需要。另外要积极参加体育锻炼，通过锻炼不仅可以使骨骼、肌肉强壮发达，也能促进大脑和各内脏器官的发育。

4. 适度的业余生活

许多损伤身体、影响体质的因素都是和过度、过量、不爱惜自己的行为有关。如玩扑克牌和打麻将牌，原是一种趣味性的娱乐活动，能增添乐趣，转移意念，排除寂寞，结交朋友。空余时间几个人玩上几盘，可消除烦闷，也可增加人际间的关系，有益于身心养生。但是不少玩扑克牌、打麻将的人，不能控制自己，迷醉于牌桌和麻将桌，纵欲无度，甚至通宵达旦，在长时间的高度思想集中和静止坐姿的情况下，使思维和身体处于紧张极限，使人精神恍惚，食欲减退，影响工作，影响身体。更有甚者用麻将和扑克进行赌博，违背了娱乐的性质，使人意志堕落，污染了社会风气，应该坚决反对。

5. 讲究卫生，增强体质

良好的卫生习惯是提高生活质量和生命质量的不要缺少的内容之一。环境优秀和个人的卫生习惯是相匹配的，饮食卫生、穿着卫生、生活用具卫生等都和体质有着联系。病从口入，也是几千年来的卫生经验，除了不吃不清洁、腐败变质的食品之外，餐具的消毒和饭前洗手是防止病毒细菌感染传播的一种十分简易和有效的措施。如果做到饭前洗手一次，有80%以上的接触性细菌可以得到预防，要使身体不受病菌的侵袭。

勤洗澡，有助于消除疲劳，身体舒爽，科学研究证明，一个人皮肤上皮脂每天分泌40克左右，每天从皮肤的汗腺排出的水分约600毫升，如长时间不洗澡，皮肤上会积上污垢和排泄酸性物质，堵塞汗孔和皮脂腺，会引起痤疮、溃疡、癣等皮肤病，由于汗腺排泄障碍，还会使全身性症状发生。

洗澡还能治疗疾病，对于筋骨扭伤，可通过沐浴治疗达到一定效果。洗澡是一项促进体质增强的一种方法。洗澡以热水为好，温度35～42℃为宜，老年人洗澡时，水的温度不能太高，时间不能太长。冷水洗澡可以锻炼身体，也可锻炼意志，但洗冷水澡必须从夏季开始，逐渐适应。

服装要显示人的个性和精神，服装穿着要符合青少年生长发育，符合人的体型情况、符合年龄特点、符合人的个性和职业等等。一般情况以宽松为好，有利体表蒸发和血液循环，青少年儿童更不宜穿贴身过紧的衣服。衣着要经常替换洗涤，保持整齐、清洁、美观、大方。

随地吐痰不仅不雅观，不文明，也影响环境卫生。随地吐痰还易传播病菌，危害人的健康。肺结核患者，一口痰里就有无数细菌和病毒，痰迹干后随空气漂浮扩散在空气中，传播细菌，传播疾病。痰里的结核杆菌的生活力很强，在不见阳光的地方，可以存活半年以上。

痰应吐在手纸里或随身带的手帕上，并经常换洗手帕。不随地吐痰，不随丢弃遗物，是保障人民健康、优化环境、净化自身的文明行为。

6. 后天因素的利用

应根据每个人具体情况行事。一个强壮的人，如果不注意保养，生活无规律，再好的先天赋予的体质，也会因苦难早夭；一个体质弱者，甚至先天不足，如后天十分注意身体的保养和体育锻炼，弱者也能成为强者，先天不足者也能得到弥补。明代著名医学家张景岳说："先天之强者不可恃，恃则并失其强矣，后天之弱者常知慎，慎则人能胜天矣，所谓慎者，慎情志要以保心神，慎寒暑可以保肺气，慎酒色可以保肝肾，慎劳倦饮食可以保脾骨……但使表里无亏，则邪疾何由而犯，而两天之权不在我乎"。这段文字深刻地表述了体质是受先天因素和后天因素所主宰，但两者又不是绝对的。对客观千变万化，对自己的喜怒哀乐都要有慎之态度，人们才能强身，才能有理想的体魄。

7. 调整好心态，自然有个快乐的人生

（1）没有人是完美的。必须承认自己的弱点，并乐意接受别人的建议、帮助和忠告，只要你勇于承认自己需要帮助，成功必然在望。

（2）从挫折中吸取教训。在面对失败或挫折时所抱的态度应该是从中吸取经验，继续努力。

（3）生活必须诚实和富于正义感，这样才能吸引好朋友来帮助你。著名心理学家巴达斯曾经被问及："哪些是人类今天最基本及最深切的心理需要？"她回答说："人类需要爱。"但这不限于男与女之间的爱，从心理学家的观点看来，好人永远是快乐的。

（4）能屈能伸。无论在顺境或逆境之中，我们的生活态度都应该是处之泰然。有了错误，立即改正。

（5）热心帮助别人。如果要真正快乐，自己受人尊敬，则应帮助别人，与别人关系融洽。

（6）要人待你好，你必须先对他人好。当你受到不平等待遇时，你必须宽恕和同情他人。

（7）坚守信念。当你做任何事时，必须坚持个人的信念。

（8）快乐永存心间。只要时常保持心境开朗，快乐很难舍弃你。

第三章　抗生素的使用技巧

什么是抗生素

抗生素大家实际上不陌生，严格意义上讲，抗生素就是在非常低浓度下对所有的生命物质有抑制和杀灭作用的药物。比如说我们针对细菌、病毒、寄生虫甚至抗肿瘤的药物都属于抗生素的范畴，但我们在日常生活和医疗当中所指的抗生素主要是针对细菌、病毒微生物的药物。抗生素的种类是相当多的，大概可以分成十余大类，在临床上常用的应该有一百多品种，比如我们常用的青霉素一类就有很多的品种，头孢菌素、红霉素类也有很多种。抗生素每一种类都有自己的特点，在使用时应针对不同的疾病、人群、细菌等，或按照不同的人群、疾病来予以适当选用。

抗生素治疗作用的机制

1. 有的抗生素是干扰细菌的细胞壁的合成，使细菌因缺乏完整的细胞壁，抵挡不了水分的侵入，发生膨胀、破裂而死亡。

2. 有的抗生素使细菌的细胞膜发生损伤，细菌因内部物质流失而死亡。

3. 有的抗生素能阻碍细菌的蛋白质合成，使细菌的繁殖终止。

4. 有的抗生素可通过改变细菌内部的代谢，影响它的脱氧核糖核酸的合成，使细菌（还有肿瘤细胞）不能重新复制新的细胞物质而死亡。

在目前治疗实践中，通常是采用将抗生素按抗菌的范围分类，即将种类繁多的抗生素区分为革兰阳性细菌抗生素、革兰阴性细菌抗生素和广谱抗生素，广谱抗生素对革兰阳性与阴性细菌都有抗菌作用；此外，将某些专一抑制或杀灭真菌的抗生素，列为抗真菌类抗生素。

抗生素的分类

1. β-内酰胺类青霉素类和头孢菌素类的分子结构中含有β-内酰胺环。近年来又有较大发展，如硫酶素类、单内酰环类，β–内酰酶抑制剂、甲氧西林等。

2. 氨基糖苷类包括链霉素、庆大霉素、卡那霉素、妥布霉素、丁胺卡那霉素、新霉素、核糖霉素、小诺霉素、阿斯霉素等。

3. 四环素类包括四环素、土霉素、金霉素及强力霉素等。

4. 氯霉素类包括氯霉素、甲砜霉素等。

5. 大环内酯类临床常用的有红霉素、白霉素、乙酰螺旋霉素、麦迪霉素、交沙霉素等。

6. 作用于革兰阳性菌的其他抗生素，如林可霉素、氯林霉素、万古霉素、杆菌肽等。

7. 作用于革兰阴性菌的其他抗生素，如多黏菌素、磷霉素、卷霉素、环丝氨酸、利福平等。

8. 抗真菌抗生素如灰黄霉素。

9. 抗肿瘤抗生素如丝裂霉素、放线菌素 D、博来霉素、阿霉素等。

10. 具有免疫抑制作用的抗生素如环孢霉素。

抗生素的耐药性

人和细菌、病毒、真菌都是生命体，虽然人类的构成非常复杂，细菌、病毒非常简单，但是作为生命体，当它的生命受到威胁的时候就要反击，就要抵抗。比如人在受到危险的时候产生逃避、奋起反抗、自卫等等一些措施，同样细菌、病毒或者是真菌等也会，它的耐药也就是跟我们类似的抵抗方式。它可以产生一些水解酶把抗生素水解掉，或者是用隔离的办法让抗生素进入不到它的细胞里面。可以说人类可以想到的抵抗外来侵害的办法细菌都可以想到，细菌虽然小但是是非常聪明的小精灵，要把它消灭掉不是这么简单的。

抗生素在人体的代谢

——吸收、分布和排泄

不同的抗生素在人体内吸收、转化、分布和排泄的过程不同，所以合理运用抗生素，还应根据各种药物的特点来选择，使其效用最大化。

不同的抗生素，吸收程度和速率亦不相同，一般口服 1~2 小时，或肌内注射 30 分钟~1 小时后药物吸收入血，血药浓度达到最高峰。口服吸收完全的抗生素有阿莫西林、氯洁霉素、氯林霉素、氯霉素、利福平、强力霉素和头孢氨苄等，口服后一般均可吸收给药量的 80%～90%；青霉素类易被胃酸破坏，口服苯唑西林类、先锋类可被胃酸破坏，口服后只吸收给药量的 30%～40%；氨基糖苷类、多黏菌素类、万古霉素、两性霉素 B 等等，其口服后吸收更少，约为口服量的 0.5%～3.0%。由于各类抗生素的吸收差异较大，故在治疗轻、中度感染时，可选用病原菌对其敏感、口服易吸收的抗生素，而对较重的、深部的感染则采用肌内注射或静脉滴注给药，以避免口服胃酸等因素对吸收的影响。

氯洁霉素、洁霉素、林可霉素、磷霉素、氟喹诺酮类中的某些品种在骨组织中可达较高浓度，在治疗骨感染时可选用上述骨浓度高的抗生素；前列腺组织中的抗生素浓度大多较低，但红霉素、甲氧苄氨嘧啶、四环素、氟喹诺酮类在前列腺液和前列腺组织中可达有效浓度；脑脊液药物浓度可达血液浓度较低，但有些药物对血-脑屏障的穿透性好，在脑膜炎症时脑脊液药物浓度可达血液浓度的 50%～100%，如氯霉素、磺胺嘧啶、青霉素、氨苄西林、异烟肼、5-氟胞嘧啶、甲硝唑等均属此类，而苯唑西林、头孢氨苄，红霉素、多黏菌素、万古霉素、两性霉素 B 等对血-脑屏障穿透性则较差；抗生素全身用药后分布至浆膜腔和关节腔中，局部药物浓度可达血浓度的 50%～100%，所以一般不需局部腔内注药。

有些抗生素可穿透母体胎盘屏障进入胎儿体内，如氨苄西林、羧苄西林、氯霉素、呋喃妥因，青霉素 G、磺胺类、四环素类、庆大霉素、卡那霉素、链霉素、头孢菌素、氯洁霉素、多黏菌素 E、苯唑西林等，所以妇女在妊娠期用药时要尤其小心，以防影响胎儿发育。应用氨基糖苷类抗生素时，可损及胎儿第Ⅷ对脑神经，发生先天性耳聋，四环素类可致乳齿及骨骼发育受损。

大多数抗生素从肾脏排泄，尿药浓度可达血药浓度的数十至数百倍，所以多种抗菌药均可应用于下尿路感染，适合选择毒性小的磺胺类、呋喃类、喹诺酮类等；红霉素、林可霉素、利福平、头孢唑酮、头孢三嗪等主要或部分由肝胆系统排出体外，因此胆汁内浓度高，可达血浓度的数倍或数十倍；氨基糖苷类和广谱青霉素类如氨苄西林、氧哌西林等在胆汁中亦可达一定浓度，所以该类药物宜作为胆道感染的首选药物，必要时氯霉素可作为联合用药。

部分抗生素可在体内代谢，如氯霉素在肝内与葡萄糖醛酸结合失去抗菌活性，故不适宜用于肝脏感染。

抗生素对营养的影响

1. 青霉素长时间使用可引起低血钾。
2. 头孢菌素对肾脏有损，并可引起低血钾及胃黏膜损伤，导致维生素 K

缺乏。

3. 庆大霉素长期服用，可致低钾血症，钙、镁吸收下降，维生素 K 合成减少。

4. 四环素类抗生素（如四环素、金霉素、强力霉素等）可以与某些元素（如铜、铁、锌、锰、钴、钙、镁等）结合形成不易被吸收的化合物，降低机体对药物及营养素的吸收。牛奶中含这些元素较多，所以服四环素类药时不宜食用。

5. 氯霉素可引起缺铁性贫血，降低叶酸、维生素 B_{12} 水平，导致巨幼细胞贫血。

6. 抗菌增效剂——甲氧苄胺嘧啶（TMP）可导致叶酸缺乏，长期服用可导致巨幼细胞贫血、血小板和白细胞下降，所以应及时查血象。

滥用抗生素的原因

抗生素何以滥用到如此地步？根本原因是受到经济利益的驱动，从医院、医生到医药销售企业、医药生产企业，抗生素滥用现象的背后其实掩藏着一条巨大的利益链。

1. 医生自身因素

某些医生在经济利益驱动下违背职业道德，给患者滥开许多根本不需要的高档昂贵抗生素，使患者在经济上、精神上遭到很大损害。

2. 医药知识因素

某些临床医生对各类抗生素的适应证以及细菌的种群不甚了解，造成盲目应用。

3. 患者自身因素

患者对药品缺乏常识，一知半解，门诊治疗时经常点名要抗生素，且越贵越好，越高档越好，殊不知为耐药菌的产生埋下了"种子"；个别药店无需处方，患者可随意购买抗生素药品，也是造成滥用抗生素的原因之一。

4. 食品因素

农场（村）养殖业不断发展壮大，个别地方养殖业滥用抗生素，在鸡、鸭、猪等饲料中掺杂抗生素类药品以防禽畜病瘟。一方面这类动物体内残留的抗生素因食用而转移到人体；另一方面饲养环境中生长的动物有可能繁殖目前仍无法消灭的耐药菌变种，这种耐药菌变种可以从动物身上因食用转移到人体，以致造成严重后果。水果、蔬菜等农作物使用抗生素，亦使抗生素残存于其中，侵害和污染我们的食物来源，积蓄危害人体健康。

滥用抗生素的严重后果

美国学者皮特·布鲁克史密斯在《未来的灾难——瘟疫复活与人类生存》一书中写道：疫苗、抗生素以及近年医疗技术的飞速发展，造成了一种我们几乎不受疾病影响的假象。然而，几乎与此同时，许多可怕的毁灭性新型疾病正在世界各个角落出现。

目前，全球已有 17 亿人感染了结核杆菌，约有 2000 万结核病患者，现在每年新增加病例 800 万，死于结核病的达 300 万人，高居传染病死亡人数之首。接着是非洲大陆的埃博拉病毒的蔓延；炭疽热、疯牛病、艾滋病、SARS 的推波助澜，就连禽流感这个过去仅在家禽内传播的疾病也开始肆虐人类。

传染病的死灰复燃，归根结底是人类的免疫系统出现故障，而这种故障的罪魁祸首竟然是人类发明出来抵御细菌和病毒袭击的抗生素。这是自然界对人类的无情报复。

其危害具体来讲：

第一是药品本身的不良反应。抗生素进入人体之后，发挥治疗作用的同时，也会引起不良反应，药物越多，引起不良反应的机会就越高。我们国家的药物不良反应三分之一是由抗生素引起的。比如小孩使用了庆大霉素、丁胺卡那霉素如果出现了耳损伤，以后可能会成为聋哑儿童；成人使用可能会有肾脏的问题；四环素大量使用可能会造成肝脏的损害，小孩使用可能会影响牙齿和骨骼的发育问题。每一种抗生素造成的不良反应是各式各样，基本上涉及人体的每一个器官、每一个系统，只不过每一种药物的侧重点不一样。

第二是会使细菌产生耐药性。当药物作用于细菌时，细菌会自卫、防御、反击，最后的结果就是对抗生素产生抵抗力，也就是产生了耐药性。细菌产生耐药性的速度远远快于我们新药开发的速度，结果是人类将重新面临很多感染性疾病的威胁。比如结核病是结核杆菌引起的传染病，很多年前结核杆菌对抗生素很敏感，结核病控制得非常好，但是，现在耐药的结核菌多了，治疗起来非常棘手，这不但引起人体死亡率的增加，同时也增加了治疗成本，造成严重的社会负担。

第三是引起菌群失调，二重感染。在我们人体的开放部位，比如皮肤、肠道、鼻咽部等，存在着许多不同种类的细菌。在正常情况下，细菌相互制约处于一个平衡状态，人体对这种状态是适应的，不会发生疾病，但当长期使用某种抗生素后，其中的某类细菌被杀死，而另外的细菌在没有制约的情况下，就会大量繁殖、生长，引起人体的感染，这种感染也叫二重感染。

抗生素的选择

1. 首先要掌握抗生素的抗菌谱

各种抗生素都有不同的作用特点，因此所选的药物的抗菌谱务必使其与所感染的微生物相适应，否则无的放矢，既浪费钱财，又延误病情。

2. 根据致病菌的敏感度选择抗生素

3. 根据感染疾患的规律及其严重程度选择抗生素

重症深部感染选择抗菌作用强、血与组织浓度均较高的抗生素。对于早期金黄色葡萄球菌败血症，头孢唑林血浓度与组织浓度均比头孢噻吩高，其半衰期也较长，因此感染部位可达到较高浓度，所以深部感染时应选用头孢唑林。

4. 根据抗菌药物的特点选择抗生素

（1）口服吸收完全的抗生素有氯霉素、氯洁霉素、氯林霉素、头孢唑林、头孢立新、阿莫西林、利福平等；青霉素类易被胃酸破坏；氨基苷类、头孢菌素类的大多数品种及万古霉素，口服吸收甚少。近年一些新的长效口服抗生素如新型头孢霉素、新大环内酯类、第四代喹诺酮类（妥舒沙星、斯帕沙星、左氟沙星等）抗菌谱广、活性强、组织渗透性好的品种纷纷上市，也有很好的疗效。

（2）氯洁霉素、洁霉素、林可霉素、磷霉素、氟喹诺酮类中的某些品种在骨组织中可达较高浓度。在治疗骨感染时可选用上述骨浓度高的抗生素。有些药物对血－脑屏障的穿透性好，在脑膜炎症时脑脊液药物浓度可达血液浓度的50%～100%，如氯霉素、磺胺嘧啶、青霉素、氨苄西林、异烟肼、5－氟胞嘧啶、甲硝唑等均属此类；抗生素可进入胎儿体内，透过胎盘较多的抗生素有氨苄西林、氯霉素、呋喃妥因、青霉素G、磺胺类、四环素类。因此妊娠期尽量避免应用氨基苷类抗生素，因为可损及胎儿第Ⅷ对脑神经，发生先天性耳聋。四环素类可致乳齿及骨骼受损。

（3）在尿路感染时多种抗生素均可应用，但最好选择毒性小、使用方便、价格便宜的磺胺类、呋喃类、喹诺酮类等。红霉素、林可霉素、利福平、头孢唑酮、头孢三嗪等主要或部分由肝胆系统排出体外，因此胆汁浓度高，可达血浓度的数倍或数十倍；病情较重的胆道感染，可选择广谱青霉素类与氨基糖苷类联合应用。

（4）多数抗生素可在体内代谢，如氯霉素在肝内与葡萄糖醛酸结合失去抗菌活性；头孢噻肟在体内代谢生成去乙酰头孢噻肟与药物原型共同存在于体内，去乙酰头孢噻肟亦具抗菌活性。

抗生素的毒性反应

抗生素的毒性反应临床较多见，如及时停药可缓解和恢复，但亦可造成严重后果。

1. 神经系统毒性反应

氨基糖苷类可损害第Ⅷ对脑神经，引起耳鸣、眩晕、耳聋；大剂量青霉素 G 或半合成青霉素可引起神经-肌肉阻滞，表现为呼吸抑制甚至呼吸骤停；氯霉素、环丝氨酸可引起精神病反应等。

2. 造血系统毒性反应

氯霉素可引起再生障碍性贫血；氯霉素、氨苄西林、链霉素、新生霉素等可引起粒细胞缺乏症；庆大霉素、卡那霉素、先锋霉素Ⅳ、Ⅴ、Ⅵ可引起白细胞减少；头孢菌素类偶致红细胞或白细胞，血小板减少、嗜酸粒细胞增加。

3. 肝、肾毒性反应

妥布霉素偶可致氨基转移酶升高，多数头孢菌素类大剂量可致氨基转移酶、碱性磷酸酯酶Ⅰ和Ⅱ升高；多黏菌素类、氨基苷类及磺胺药可引起肾小管损害。

4. 胃肠道反应

口服抗生素后可引起胃部不适，如恶心、呕吐、上腹饱胀及食欲减退等。四环素类中尤以金霉素、强力霉素、二甲四环素显著；大环内酯类中以红霉素类最重，麦迪霉素、螺旋霉素较轻；四环素类和利福平偶可致胃溃疡。

5. 抗生素可致菌群失调

引起维生素 B 族和 K 缺乏，也可引起二重感染，如伪膜性肠炎、急性出血肠炎、念珠菌感染等；林可霉素和氯林霉素引起的伪膜性肠炎最多见，其次是先锋霉素Ⅳ和Ⅴ；急性出血性肠炎主要由半合成青霉素引起，以氨苄西林引起的机会最多。

长期口服大剂量新霉素和应用卡那霉素引起肠黏膜退行性变，导致吸收不良综合征，使婴儿腹泻和长期体重不增，应予重视。少数人用抗生素后引起肛门瘙痒及肛周糜烂，停药后症状可消失。

抗生素的过敏反应一般分为过敏性休克、血清病型反应、药物热、皮疹、血管神经性水肿和变态反应性心肌损害等。

特别提示：应用抗生素前一定要先回忆或者知道自己是否对其过敏。

后遗效应是指停药后的后遗生物效应，如链霉素引起的永久性耳聋。许多化疗药可引起"三致"作用（致畸、致突变和致癌作用）。利福平的致畸率为4.3%，氯霉素、灰黄霉素和某些抗肿瘤抗生素有致突变和致癌作用等。

抗生素的使用原则

1. 严格掌握适应证

凡属可用可不用的尽量不用，而且除考虑抗生素的抗菌作用的针对性外，还必须掌握药物的不良反应和体内过程与疗效的关系。

2. 发热原因不明者不宜采用抗生素

除病情危重且高度怀疑为细菌感染者外，发热原因不明者不宜用抗生素，因抗生素用后常使致病微生物不易检出，且使临床表现不典型，影响临床确诊，延误治疗。

3. 病毒性或估计为病毒性感染的疾病不用抗生素

抗生素对各种病毒性感染并无疗效，对麻疹、腮腺炎、伤风、流感等患者给予抗生素治疗是无害无益的。咽峡炎、上呼吸道感染者90%以上由病毒所引起，因此除能肯定为相应细菌感染者外，一般不采用抗生素。

4. 皮肤、黏膜局部尽量避免反复应用抗生素

因用后易发生过敏反应且易导致耐药菌的产生。因此，除主要供局部用的抗生素如新霉素、杆菌肽外，其他抗生素特别是青霉素G的局部应用尽量避免。在眼黏膜及皮肤烧伤时应用抗生素要选择合适的时期和合适的剂量。

5. 严格控制预防用抗生素的范围

（1）风湿热患者，定期采用青霉素G，以消灭咽部溶血链球菌，防止风湿热复发。

（2）风湿性或先天性心脏病进行手术前后用青霉素G或其他适当的抗生素，以防止亚急性细菌性心内膜炎的发生。

（3）感染灶切除时，依治病菌的敏感性而选用适当的抗生素。

（4）战伤或复合外伤后，采用青霉素G或四环素族以防止气性坏疽。

（5）结肠手术前采用卡那霉素、新霉素等做肠道准备。

6. 严重烧伤后

在植皮前应用青霉素G消灭创面的溶血性链球菌感染，或按创面细菌和药敏结果采用适当的抗生素防止败血症的发生。

7. 慢性支气管炎及支气扩张症患者

可在冬季预防性应用抗生素（限于门诊）。

8. 颅脑手术

术前一天应用抗生素，可预防感染。

9. 强调综合治疗的重要性

在应用抗生素治疗感染性疾病的过程中，应充分认识到人体防御机制的重要性，不能过分依赖抗生素的功效而忽视了人体内在的因素，当人体免疫球蛋白的质量和数量不足、细胞免疫功能低下或吞噬细胞性能与质量不足时，抗生素治疗则难以奏效。因此，在应用抗生素的同进应尽最大努力使患者全身状况得到改善；采取各种综合措施，以提高机体抵抗能力，如降低患者过高的体温，注意饮食和休息，纠正水、电解质和碱平衡失调，改善微循环，补充血容量以及处理原发性疾病和局部病灶等。

使用抗生素的9个误区

误区1：抗生素 = 消炎药

抗生素不直接针对炎症发挥作用，而是针对引起炎症的微生物起到杀灭的作用。消炎药是针对炎症的，比如常用的阿司匹林等消炎镇痛药。

多数人误以为抗生素可以治疗一切炎症。实际上抗生素仅适用于由细菌引起的炎症，而对由病毒引起的炎症无效。人体内存在大量正常有益的菌群，如果用抗生素治疗无菌性炎症，这些药物进入人体内后将会压抑和杀灭人体内有益的菌群，可引起菌群失调，造成抵抗力下降。日常生活中经常发生的局部软组织的淤血、红肿、疼痛、过敏反应引起的接触性皮炎、药物性皮炎以及病毒引起的炎症等，都不宜使用抗生素来进行治疗。

误区2：抗生素可预防感染

抗生素仅适用于由细菌和部分其他微生物引起的炎症，对病毒性感冒、麻疹、腮腺炎、伤风、流感等患者给予抗生素治疗有害无益。抗生素是针对引起炎症的微生物，是杀灭微生物的。没有预防感染的作用，相反，长期使用抗生素会引起细菌耐药。

误区3：广谱抗生素优于窄谱抗生素

抗生素使用的原则是能用窄谱的不用广谱、能用低级的不用高级的、用一种能解决问题的就不用两种、轻度或中度感染一般不联合使用抗生素。在没有明确病原微生物时可以使用广谱抗生素，如果明确了致病的微生物最好使用窄谱抗生素，否则容易增强细菌对抗生素的耐药性。

误区4：新的抗生素比老的好，贵的抗生素比便宜的好

其实每种抗生素都有自身的特性，优势劣势各不相同。一般要因病、因人选择，坚持个体化给药。例如红霉素是老牌抗生素，价格很便宜，它对于军团菌和支原体感染的肺炎具有相当好的疗效，而价格非常高的碳青霉烯类的抗生素和三代头孢菌素对付这些病就不如红霉素；而且，有的老药药效比较稳定，价格便宜，不良反应较明确；另一方面，新的抗生素的诞生往往是因为老的抗生素发生了耐药，如果老的抗生素有疗效，应当使用老的抗生素。

误区5：使用抗生素的种类越多，越能有效地控制感染

现在一般来说不提倡联合使用抗生素。因为联合用药可以增加一些不合理的用药因素，这样不仅不能增加疗效，反而降低疗效，而且容易产生一些毒副作用或者细菌对药物的耐药性。所以合并用药的种类越多，由此引起的不良反应发生率就越高。一般来说，为避免耐药和毒副作用的产生，能用一种抗生素解决的问题绝不应使用两种。

误区6：感冒就用抗生素

病毒或者细菌都可以引起感冒。病毒引起的感冒属于病毒性感冒，细菌引起的感冒属于细菌性感冒。抗生素只对细菌性感冒有用。

其实，很多感冒都属于病毒性感冒。严格意义上讲，对病毒性感冒并没有什么有效的药物，只是对症治疗，而不需要使用抗生素。大家可能都有过这种经历，感冒以后习惯性在药店买一些感冒药，同时加一点抗生素来使用。实际上抗生素在这个时候是没有用处的，是浪费也是滥用。

误区7：发热就用抗生素

抗生素仅适用于由细菌和部分其他微生物引起的炎症发热，对病毒性感冒、麻疹、腮腺炎、伤风、流感等患者给予抗生素治疗有害无益。咽喉炎、上呼吸道感染者多为病毒引起，抗生素无效。

此外，就算是细菌感染引起的发热也有多种不同的类型，不能盲目地就使用头孢菌素等抗生素。比如结核引起的发热，如果盲目使用抗生素而耽误了正规抗结核治疗会贻误病情。最好还是在医生指导下用药。

误区8：频繁更换抗生素

抗生素的疗效有一个周期问题，如果使用某种抗生素的疗效暂时不好，首先应当考虑用药时间不足。此外，给药途径不当以及全身的免疫功能状态等因素也可影响抗生素的疗效。如果与这些因素有关，只要加以调整，疗效就会提高。

频繁更换药物，会造成用药混乱，从而伤害身体。况且，频繁换药很容易使细菌产生对多种药物的耐药性。

误区 9：一旦有效就停药

抗生素的使用有一个周期。用药时间不足的话，有可能根本见不到效果；即便见效，也应该在医生的指导下服够必需的周期。如果有了一点效果就停药的话，不但治不好病，即便已经好转的病情也可能因为残余细菌而反弹。

合理使用抗生素的三要素

合理使用抗生素需具体分析制订个体化治疗方案。

1. 选药

抗生素治疗的基本原则是要有针对性。首先要掌握不同抗生素的抗菌谱，各种抗生素都有不同作用特点，因此所选的药物的抗菌谱务必使其与所感染的微生物相适应。例如青霉素的抗菌谱，主要包括一些球菌和革兰阳性杆菌。链球菌是引起上呼吸道感染的重要病原菌，它对青霉素敏感，临床应用首选青霉素。不能用青霉素的宜选择红霉素或第一代头孢菌素而不宜用庆大霉素，因链球菌对氨基糖苷类抗生素常不敏感，因而无效。

根据致病菌的敏感度选择抗生素致病菌对抗生素的敏感度不是固定不变的，一些易产生耐药的细菌和金黄色葡萄球菌、铜绿假单胞菌、肠杆菌属等近年对不少常用抗生素耐药率增高。因此，借助正确的药敏结果，可以帮助临床医师正确选用抗生素，增加临床感染治疗成功率。

根据感染疾患的规律及其严重程度选择作用强、血与组织浓度较高的抗生素。如早期金黄色葡菌球菌败血症、头孢噻吩与头孢唑林都有效，但病程较长者并已引起深部感染的金葡菌败血症，头孢唑林的抗感染疗效明显优于头孢噻吩。因头孢唑林血浓度与组织浓度均比头孢噻吩高，其半衰期也较长，因此感染部位可达到较高浓度，所以深部感染时应选用头孢唑林。

氯洁霉素、洁霉素、林可霉素、磷霉素、氟喹诺酮类中的某些品种在骨组织中可达较高浓度。前列腺组织中抗生素浓度大多较低，但红霉素、磺胺甲基异唑、甲氧苄氨嘧啶、四环素、氟喹诺酮类在前列腺液和前列腺组织中可达有效浓度。抗菌药全身用药后分布至浆膜腔和关节腔中，局部药物浓度可达血浓度的 50%～100%，除个别情况，一般不需局部腔内注药。妊娠期应用氨基糖苷类抗生素时，可损及胎儿第Ⅷ对脑神经，发生先天性耳聋，四环素类可致乳齿及骨骼发育受损，因此妊娠期要避免应用有损胎儿的抗生素。

大多数抗生素从肾脏排泄，尿药浓度可达血药浓度的十至数百倍，甚至更高，下尿路感染时多种抗生素均可应用，但最好选择毒性小、使用方便，价格便宜的磺胺类、呋喃类、喹诺酮类等。

2. 用量

不同剂量的抗生素所产生的治疗作用是不同的。一般情况下，在一定范围内剂量越大，药物在体内浓度越高，疗效也越显著。人们在抗生素用量上的常见失误是：对较严重感染疾病每次用药量不足，或每次用药间隔时间过长，或用药见效而减用、停用，使体内病菌死灰复燃，故难获佳效。所以，使用抗生素时应注意足量、按时。即每日4次应每隔6小时给药，每日3次应每隔8小时（而不是每餐饭后）给药；即使获得疗效，也应按照足量用药，一般应以5～7天为一疗程。

3. 用法

抗生素使用方法正确与否，直接影响疗效。不同的抗生素的吸收程度和速率亦不相同，一般口服1～2小时，肌注后0.5～1小时药物吸收入血，血药浓度达高峰。人们使用抗生素最常见的是给药途径失误。口服吸收完全的抗生素有氯霉素、氯洁霉素、氯林霉素、头孢氨苄、阿莫西林、利福平、强力霉素等，口服后一般均可吸收给药量的80%～90%；青霉素类易被胃酸破坏，口服氨苄西林、苯唑西林类可被胃酸破坏，口服后只吸收给药量的30%～40%；氨基糖苷类，头孢菌素类的大多数品种、多黏菌素类、万古霉素、两性霉素B，口服后均吸收甚少，约为给药量的0.5%～3.0%。人们在自用抗生素时，绝大多数图方便采取口服给药，这对某些特定部位感染和较为严重的感染疗效不佳。所以，对感染性高热、扁桃体化脓性感染、严重支气管炎、严重急性胃肠炎等常见疾病以及特定部位感染如中耳炎、附件炎、胆囊炎等，最好选用肌内注射或静脉滴注抗生素，才能迅速控制感染，避免贻误病情。

怎样才算合理使用抗生素

1. 一定要有严格的用药指征。病毒感染或非细菌性发热，应视为抗生素使用的禁忌证。

2. 如能检出细菌，最好做药敏试验，选用最敏感的抗生素。

3. 用药量要足，还要保障坚持按疗程用药，"蜻蜓点水"式地用药对治疗不利，但如系老年人、儿童、孕妇、体弱消瘦和肝、肾功能不好患者，则抗生素的剂量和用药时间要酌减。

4. 根据需要，必要时可联合用药。联合用药的指征是：病情特别严重，如败血症或化脓性脑膜炎等；多种细菌混合感染，单用一种抗生素达到血液有效浓度所需药量太大，患者不能耐受其毒副反应时，加用另一种抗生素可减少该药的药量，以达到同样疗效。联合用药的品种不宜过多，一般以两种为宜。用药选择必须是没有拮抗作用（即药物的疗效互相抵消），而有协同或相加作用（指两种抗生素应用所产生的治疗效果，大于或等于两药单用的治疗效果之和）。

5. 如使用某种抗生素疗效不好时，要考虑是否用量不足、用药时间短、给药途径不当、全身免疫功能差等因素，如与此有关，只要对这些原因予以调整和改善，疗效就会提高，不要频繁更换药物，造成用药混乱现象，这对患者有害无益。

6. 使用抗生素"试验治疗"要慎重。对原因不明的长期发热实在诊断不清时，"试验治疗"虽不失为权宜之计，但不能滥用，特别是不宜过早使用。因为"试验治疗"有很大的盲目性，即使发热得到暂时控制，也不能证实其疗效，如用药并非适应证，则后患无穷。

7. 不要随意把抗生素作为预防感染用药使用。

8. 皮肤、黏膜疾病，要尽量避免局部外用抗生素，特别是青霉素 G 绝对不能用，以免发生过敏反应。

第四章 回归传统

——抗击微生物的中药

不要忽视中药

中药是中华民族的骄傲，但是随着西药抗菌药大举进入中国市场，传统的中药抗菌作用淡出了人们的视野。但是由于寻找新的抗生素的难度不断增加以及迅速产生的抗菌药耐药性和一些不可避免的不良反应，在某些情况下，临床上出现了无药可用的窘境。近几年发现的耐甲氧西林的金黄色葡萄球菌、耐万古霉素的肠球菌、广泛耐药结核菌等的迅速传播，让人头痛不已。这令不少专家和医药工作者开始反思抗生素的研发和应用思路，并把目光又重新落到了中药方面，希望能从这里找到新的突破点。

中药里面有不少能抗菌消炎的药材。如黄连就有抗菌的作用，一代名医张仲景就曾大量使用黄连，并把这些验方记载在《伤寒杂病论》里。金银花也是抗菌消炎的重要中药。中医认为，金银花性寒、味甘、气平，具有清热解毒之功效，可以治疗热毒肿疡、痈疽疔疮等症，由于兼有宣散作用，故又可治疗外感风热和温病初起。药理实验表明，金银花具有广泛的抗菌谱，对痢疾杆菌、伤寒杆菌、大肠埃希菌、百日咳杆菌、白喉杆菌、铜绿假单胞菌、结核杆菌、葡萄球菌、链球菌、肺炎双球菌等，均具有抑制作用，还有抗流感病毒的作用。临床上也多用它治疗上述病原微生物引起的感染。

中药里面有几种消炎作用的药物：一是对炎症的病因治疗的药物，比如抑制细菌、病毒等微生物生长的药物，黄连、大黄都是此类；二是就是对机体炎症过程起影响作用的药物，比如僵蚕消除咽扁桃体红肿，穿心莲退热消除肺部炎症等；还有就是对炎症引起的症状起作用的药物，比如远志的祛痰作用。

中药对多种感染性疾病均具有较好的治疗作用，其治疗机制，有的是通过直接杀菌、抑菌、抗病毒而发挥抗感染作用，更多的则是通过清热利湿、活血化瘀、解毒消肿等作用调节人体免疫功能，增强人体的抗感染能力。

常用能消炎的中草药

常用能消炎的中草药如下：

1. 板蓝根

主治咽喉炎、急性扁桃体炎、流行性感冒，流行性腮腺炎、急性传染性肝炎等。它对感冒病毒有抑制作用，对大肠埃希菌、伤寒杆菌、肠炎杆菌等也有抑制作用。

2. 鱼腥草

主治肺炎、肺脓肿、泌尿系感染、痢疾、乳腺炎肾炎、蜂窝织炎、中耳炎、外用毒蛇咬伤和疖、痈等。它对流感病毒有抑制作用，此外还有镇痛、止血、止咳、利尿等作用。

3. 金银花

主治上呼吸道感染、肺炎、肺脓肿、急性阑尾炎、钩端螺旋体病、细菌性痢疾、疖、痈、丹毒等。

4. 黄连

主治急性细菌性痢疾、急性结肠炎、急性结膜炎、口疮、疖、痈、吐血、消渴和烧伤等；对一些流感病毒也有抑制作用；对钩端螺旋体和滴虫有杀灭作用，此外还有降压和抗心律失常作用。功效是清热去湿、泻火解毒。

5. 黄芩

主治急性和慢性肝炎，痢疾，急、慢性肠炎，疖，痈，烧、烫伤，上呼吸道感染和预防猩红热等。有解热、镇静、降压、利尿、利胆和保肝等作用。

6. 蒲公英

实验证明蒲公英煎液有广谱抗菌和明显杀菌功效。它对急性扁桃体炎、结膜炎、尿路感染、乳腺炎气管炎、胃炎等均有显著疗效，生食效果更佳。

7. 马齿苋

凉拌生吃马齿苋或煎水服用，对急性肠炎、乳腺炎、肾炎水肿、痔疮出血等均有治疗效果。特别是治疗细菌性痢疾，用大量鲜马齿苋捣汁冲服，效果极佳。

8. 山楂

山楂对大肠埃希菌、铜绿假单胞菌及金黄色葡萄球菌等均有抑制作用，经常食用能防治由这些致病菌引起的消化道、呼吸道及其他器官组织的感染性疾病。

9. 大青叶

主治流行性感冒，急性传染性肝炎、菌痢、急性肠胃炎、急性肺炎、丹毒、黄疸、痢疾、口疮等。它对多种痢疾杆菌、脑膜炎球菌有杀灭作用。

10. 连翘

主治丹毒、斑疹、痈疡肿毒、瘰疬、小便淋闭等症，可抑制伤寒等多种细菌。

11. 茵陈

具有清热利湿的功效，主治湿热黄疸、小便不利、风痒疮疥等症。

12. 穿心莲

治急性痢疾、肠胃炎、流脑、气管炎、肺炎、百日咳。

13. 柴胡

主治上呼吸道感染、疟疾、肝炎、胆囊炎、脱肛等，有解热、镇静、降压、镇咳的作用。

消炎中成药使用的注意事项

选择抗菌消炎中成药要注意以下几点：

1. 在病症细分领域处于领先地位的知名产品，部分属于独家生产，其疗效确切。

2. 部分抗菌消炎中成药如穿心莲片、板蓝根和清火栀麦片等，属于生产企业众多的中成药，市场上良莠不齐，一些小厂家，小企业生产的同类品种有的甚至没有合法生产手续，且在组方成分中掺杂了许多低成本药材，严重影响了药品质量，因此，需慎重选择知名企业生产的品种。

3. 抗菌消炎中成药不应频繁更换：如果使用某种抗菌药的疗效不好，首先应当考虑用量是否不足、用药时间短、给药途径不当以及全身的免疫功能状态等因素，如果与这些因素有关，只要对这些加以调整，疗效就会提高。频繁更换药物，会造成用药混乱，从而伤害身体，如果一定要换药，也要先观察 3 天，因为，药品起作用也需要一定的时间，故合理用药最为重要。以上几点仅供参考，如果第一次服用药物，建议患者咨询药店药师或者医生。

第五章　妇科炎症的预防保健

少量白带不是病，手下留"勤"

"一感到不适就用洗液，女性自疗使用最多的是洗液"，洗液是女性青睐的对抗阴道炎症的"武器"，甚至有的女性本来没有妇科病，过分爱干净频繁使用洗液洗出了病。

女性成熟后阴道便有分泌物，因此有白带是正常的。正常的白带呈灰白透明色，无异味，正常流量可感到外阴湿润，这时候是不需要使用洗液的，因为女性阴道有"自净"功能，只需要清水清洗即可。

若发现白带有异味、变黄、变稠、呈豆腐渣样、泡沫状、淘米水样，则是不正常。购买洗液很有学问。第一，要认准洗液是健字号还是药字号，如是妇科炎症急性发作，建议选择药字号。第二，认准洗液的酸碱性，真菌性阴道炎应该选用碱性洗液；滴虫性阴道炎，表现为阴道局部发痒，出现稀薄的、泡沫状白带，则应该选用酸性洗液，如醋酸洗必泰。第三，洗液使用时间别超过标准的疗程。

春夏季如何预防妇科炎症

夏季潮湿闷热是细菌、病毒滋生最快的季节，是女性妇科疾病的高发期。

春天虽好，对女性来说，却也是个"多事之春"。为什么这样说呢？因为，天气阴晴不定，雨水增多，且早晚温差大，生物钟紊乱，加上潮湿空气有益于细菌的滋生和女性自身特殊的生理结构，因此，春季也是妇科疾病的高发季节。

春季妇科炎症症状以外阴瘙痒最为多见。主要原因是真菌感染较多，而真菌最容易引起外阴瘙痒。总体说来，如下三大妇科炎症易在春季发生。

疾病	病因	转归
阴道炎	健康女性的阴道由于解剖结构的特点，对病原体的侵入有天然的防御功能，不会出现炎症。但是，在春季，细菌活跃，加上人体早晚温差大，易导致人体免疫功能紊乱，易于细菌侵入，从而引发阴道炎	阴道炎如果得不到彻底根治，可并发滴虫性尿道炎、膀胱炎、肾盂肾炎，由于滴虫能吞噬精子，可引起不孕症。真菌性阴道炎还可引发早产、胎儿感染畸形等
盆腔炎	女性内生殖器（如子宫、输卵管、卵巢等）及其周围的结缔组织、盆腔腹膜发生炎症时，都称为盆腔炎。盆腔炎分为急性和慢性两种	如不及时治疗，往往会从急性盆腔炎变成慢性盆腔炎，导致不孕症的发生，让女性后悔不已。卵巢功能损害时可有月经失调、输卵管粘连，阻塞时可致不孕
宫颈炎	子宫颈是阻止病原微生物进入子宫、输卵管以及卵巢的一道重要防线。春季人体抵抗力下降，很容易得此病	以慢性宫颈炎多见

妇科炎症可以从生活细节上预防：

1. 勤剪指甲勤洗澡，就可洗去身上的大部分真菌，减少其繁殖的机会。

2. 阴雨天真菌滋生，内裤要单独洗涤，并及时烘干，防止真菌滋生。

3. 如果家人或者自己患有足癣、灰指甲等，在一个洗衣盆内同时清洗袜子与内裤是很危险的，很有可能造成交叉感染。因此，内衣裤一定要单独清洗。

4. 阴雨天气最好用开水洗内衣裤，有消毒作用。

5. 没晒过太阳的内衣裤最好别穿，要么穿之前熨一下以祛除湿气。

6. 内衣裤不要装在塑料袋中，可装在布包内存放，保持透气。

妇科炎症用药期间可以性生活吗

在炎症用药期间是禁止过性生活的，因为这对夫妻双方都不好。如果妻子有了炎症，最好告诉丈夫，并希望丈夫能配合。另外，有一些炎症是某些病菌引起的，所以，妻子在看病时最好问问医生：丈夫是否有必要跟自己一同用药，问清楚了就好了，妇科炎症并不可怕的，但需要的是夫妻双方共同面对。

妇科炎症的保健原则

1. 早期诊断，积极治疗，防止慢性迁延、反复不愈。性伴侣如有相同症状时，也应同时治疗。

2. 患病期间，不去浴池、游泳池等公共场所，防止传播病原菌。

3. 洗浴用品应专人专用，防止交叉感染。

4. 勤洗内裤，并经常日照或沸水煮烫消毒。

5. 注意经期、产褥期卫生，不用不洁卫生用品。

6. 避免不洁性行为及性伴侣混乱。

7. 定期进行健康普查，祛除诱发因素，治疗癌前病变。

女性夏季应防尿道炎

1. 多补水

夏天，在大量出汗以后，女性要补充足量的水分，以免因饮水不足而造成尿量少而浓，以至不能及时把细菌等有害物质排出体外。

2. 补充睡眠

为避免因过度劳累而降低身体对疾病的抵抗能力，再忙也应保证充足的睡眠。

3. 内裤要透气

内裤不宜过小或太紧，也尽量不要用化纤织品做内裤，内裤的面料应以吸湿性、透气性均好的棉、麻织品为佳。

4. 注意个人卫生

要注意个人卫生，勤冲洗（要内外冲洗干净，不要喷香水等）、勤洗澡（尽量避免与他人共浴）、勤换内裤（内裤要在阳光下暴晒最好）。如果反复发作，那么你这时就应去医院检查治疗。

从细微处呵护自己

女性发生生殖道炎症的原因有多种，但与性生活有重要的关系。例如男方用手爱抚时没有洗手，指甲过长藏污纳垢；同房前没有洗净私处，增加了感染机会；男性包皮过长，成为细菌、病毒的滋生场所，极易传染给对方；同房后懒于排尿和清洗等也是女性白带异常的重要原因，要针对上述原因进行预防性处理。

未婚女子由于处女膜的屏障作用，细菌很难侵入，所以很少发生盆腔炎。有了性生活后，阴道相对处于一种开放状态，给细菌可乘之机。正常的、洁净的性生活是不会给女性带来任何危害的，女性的阴道分泌物也有自洁的作用，但是如果不注意清洁卫生，病菌侵入阴道，就增加了女性患生殖器官炎症的可能性。

女性要学会保护自己，在没有打算要宝宝的时候，一定要做足避孕措施，反复人工流产的妇女易发生生殖系统的炎症，甚至不孕。经期不宜过于劳累，注意营养补充，少吃甚至不吃生冷食物。

外阴炎与阴道炎的预防

1. 未病先防

养成健康的生活习惯：充足的睡眠，规律的饮食；多吃水果和蔬菜，少吃刺激性的食物，让免疫系统正常工作；适当的锻炼，缓解压力和紧张。

良好的卫生习惯：使用公用设施时多加注意，平时穿宽松棉质内裤，尽量不使用不洁卫生巾和护垫，每日清洗外阴，但尽量少冲洗阴道。

治疗月经不调：如果月经过多、过长，阴道内的血液是细菌生长的最好温床，所以最好接受调经治疗。

切勿过度清洗阴道：这样不仅可能破坏阴道环境的平衡，也有可能造成阴道伤害，所以平时只要以温水冲洗即可。另外，会让医师无法正确判断你所感染的菌种。

切勿滥用抗生素：使用抗生素一定要经过医师的同意并有处方，因为抗生素虽然可以杀死细菌，但是如果长期大量使用抗生素会导致阴道正常菌群失调而助长真菌的滋生。

性生活：许多阴道炎的感染都是通过性行为传递的，如果性伴侣过多，就较难掌控是否感染的情况。每次夫妻生活前应搞好个人卫生，尤其不能忽略男方生殖器官的卫生。

避免在月经经期过夫妻生活，各种阴道手术后也应该遵照医师的建议确定可以开始有夫妻生活的时间。

2. 既病防变

不应该有任何心理负担，不要自己乱用药，而应该在医师指导下正确用药，定期复查，完成治疗的全部疗程，以期治愈，切忌半途而废。

寻找发病原因，减少复发或再次患病的可能。

保持外阴清洁干燥，尽量不搔抓外阴。

每日清洗时水宜温不宜烫，以免损害外阴皮肤。

每日换洗内裤，自己的内裤需单独清洗。

毛巾、内裤、盆具等可用煮沸法消毒。

不穿着化纤内裤。

便前、便后均要洗手。

患病期间尤其是急性期时要避免性生活，如一定要发生性关系，应使用避孕套，以免传染他人；最好夫妻双方应该同时接受治疗。

调整饮食结构，多进食富含维生素的食品。

患病期间尽量少食牛羊肉及辛辣食品，以免加重瘙痒症状。

3. 预防复发

对复发者应检查原因，比如是否有糖尿病，是否长期应用抗生素、雌激素或类固醇激素等药物，是否经常穿着紧身化纤内裤，局部药物的刺激等情况，应尽量控制或消除这些诱因。

在初次发病时治疗要彻底，要根据医师的要求正确用药，有些情况还需要巩固治疗，治疗不彻底是造成阴道炎复发和难治的原因之一，治疗痊愈的标准是三个周期月经后复查白带均正常。

配偶同治，外阴阴道炎往往是通过性传播的疾病，患病妇女的丈夫的包皮皱褶、尿道、前列腺中有病原体寄生，如单纯女方治疗，男方就会成为感染源而导致复发。

注意个人卫生，保持外阴清洁、干燥，勤换内裤，外阴用具专人专用，用过的内裤、毛巾、面盆均应用开水烫洗；去公共场所如公共厕所、游泳池、浴室要注意预防交叉感染。

增强机体的抵抗力，加强营养，锻炼身体，提高机体的免疫力，减少条件致病菌的发病机会。

老年性阴道炎注意事项

1. 发生老年性阴道炎时不要因外阴瘙痒即用热水烫洗外阴，虽然这样做能暂时缓解外阴瘙痒，但会使外阴皮肤干燥粗糙，不久瘙痒会更明显。清洗外阴时宜使用温水。

2. 患病期间每日换洗内裤，选用纯棉布料的内裤而且要宽松舒适。

3. 外阴出现不适时不要乱用药物。因为引起老年性阴道炎的细菌多为大肠埃希菌、葡萄球菌等杂菌，不像育龄期女性以真菌性阴道炎、滴虫性阴道炎最多见。因此不要乱用治疗真菌或滴虫的药物，更不要把外阴阴道炎当作外阴湿疹而乱用激素药膏，这样会适得其反。

4. 平时注意卫生，减少患病机会。不要为了"消毒杀菌"就使用肥皂或各种药液清洗外阴。因为老年妇女的外阴皮肤一般干燥、萎缩，经常使用肥皂等刺激性强的清洁用品清洗外阴，会加重皮肤干燥，引起瘙痒，损伤外阴皮肤。清洗外阴时应用温开水，里面可以加少许食盐或食醋，或选用中性肥皂，选用的卫生纸应该带有"消准"字样。勤换洗内裤。自己的清洗盆具、毛巾不要与他人混用。

5. 由于老年妇女阴道黏膜菲薄，阴道内弹性组织减少，因此过性生活时有可能损伤阴道黏膜及黏膜内血管，使细菌乘机侵入。解决方法：可以在性生活前将阴道口涂少量油脂，以润滑阴道，减小摩擦。

发生老年性阴道炎后，患者自觉外阴灼热，瘙痒不适，白带增加，色黄质稀，味臭，常易并发尿频、尿急或小便失禁等症。

妇科检查时见外阴萎缩，双小阴唇内侧面可有充血；阴道黏膜菲薄，皱襞消失、充血并有散在的小的出血点或可见表浅的溃疡。

如果阴道炎症久治不愈，有可能引起阴道粘连，重者引起阴道闭锁，炎性分泌物不能排出，又会发生阴道积脓或宫腔积脓。同样，溃疡面如果与对侧粘连，也可以引起阴道粘连等上述病症。

针对老年性阴道炎的发病原因，治疗应该从改善阴道环境、增加阴道黏膜的抵抗力和抑制细菌生长三方面入手，必要时可在医师的指导下使用小量雌激素（可以口服也可以局部涂抹）。更为重要的是，在患者的不适感较为明显时，一定要到正规医院的妇科就医，按医师的指导使用药物治疗。

真菌性阴道炎的预防

1. 去除引发真菌性阴道炎的各种有关因素；避免长期、大量使用抗生素，尤其是广谱抗生素更应少用。

2. 加强卫生保健，注意外阴及阴道的清洁卫生。

3. 选择正规的医院：避免接触女性生殖器官的各种医疗器械因消毒不严造成交叉感染。

呵护宝宝不得阴道炎

为确保女孩子健康成长，父母必须牢记：

1. 女孩应有单独专用的浴盆、浴巾，避免使用不洁坐厕，避免到无健康检查的公共游泳池游泳。

2. 养成良好的卫生习惯，大便后从前向后揩擦，常剪指甲，勤洗会阴部及换洗内裤，饭前便后洗手。小儿肠道寄生虫要及时消灭。

3. 最好不要给孩子穿尼龙、化纤内裤，内裤要清洗干净以免残留洗衣粉或肥皂。

4. 女孩要尽早穿满裆裤，避免外阴直接与外界接触。外出或坐地玩耍后要清洗屁股。

慢性宫颈炎的日常注意事项

1. 保证休息，多食水果蔬菜及清淡食物。

2. 保持外阴清洁，常换内裤，内裤宜柔软，选用纯棉或丝织品，防止炎症发生。

3. 慢性子宫颈炎病程长，治疗的时间也往往较长，要树立信心，主动配合治疗。

4. 慢性宫颈炎，在治疗前应先做宫颈涂片，排除早期宫颈癌。

5. 久治不愈者，必要时可接受手术治疗。

6. 手术治疗后，在创面尚未完全愈合期间（手术后 4 ~ 8 周）应避免盆浴、性交及阴道冲洗等。

7. 在手术后 1 ~ 2 个月内，于月经干净后定期到医院复查，以了解创面愈合情况及治疗治疗效果，有的病情较重需要多次治疗才能彻底治愈。

盆腔炎的日常注意事项

1. 杜绝各种感染途径，保持会阴部清洁、干燥，每晚用清水清洗外阴，做到专人专盆，切不可用手掏洗阴道内，也不可用热水、肥皂等洗外阴。盆腔炎时白带量多，质黏稠，所以要勤换内裤，不穿紧身、化纤质地内裤。

2. 月经期、人流术后及上、取环等妇科手术后阴道有流血，一定要禁止性生活，禁止游泳、盆浴、洗桑拿浴。要勤换卫生巾，因此时机体抵抗力下降，可使致病菌易趁机而入，造成感染。

3. 被诊为急性或亚急性盆腔炎患者，一定要遵医嘱积极配合治疗。

患者一定要卧床休息或取半卧位，以利炎症局限化和分泌物的排出。慢性盆腔炎患者也不要过于劳累，做到劳逸结合，节制房事，以避免症状加重。

4. 发热患者在退热时一般出汗较多，要注意保暖，保持身体的干燥，出汗后应更换衣裤，避免吹空调或直吹对流风。

5. 要注意观察白带：白带量多、色黄质稠、有臭秽味者，说明病情较重，如白带由黄转白（或浅黄），量由多变少，味趋于正常（微酸味）说明病情有所好转。

6. 急性或亚急性盆腔炎患者要保持大便通畅，并观察大便的性状。

7. 有些患者因患有慢性盆腔炎，稍感不适，就自服抗生素，长期服用可出现阴道内菌群紊乱，而引起阴道分泌物增多，呈白色豆渣样白带，此时，应即到医院就诊，排除霉菌性阴道炎。

8. 盆腔炎患者要注意饮食调护，要加强营养。

发热期间宜食清淡易消化饮食，对高热伤津的患者可给予梨汁或苹果汁、西瓜汁等饮用，但不可冰镇后饮用。

白带色黄、量多、质稠的患者中医辨证多属湿热征，宜忌食煎烤油腻、辛辣之物。

小腹冷病、怕凉，腰酸疼的患者，属寒凝气滞型，则在饮食上可服姜汤、红糖水、桂圆肉等温热性食物。

烦热、腰痛者多属肾阴虚，可食肉蛋类食品，以滋补强心。

9. 做好避孕工作，尽量减少人工流产术的创伤。

妇科炎症的"性"福生活

1. 有妇科炎症的性生活应该做到

（1）保持性器官卫生：可以减少因为生殖器官不洁带来的感染，如生殖系炎症、泌尿系炎症以及宫颈癌等。不论男女都应做到这点。

（2）月经期禁性生活：经期子宫内膜剥脱，子宫腔内有新鲜创面，性交可能带入细菌，引起生殖器官炎症；经期盆腔充血，亦可使月经增多；经期同房，发生子宫内膜异位症的概率也有所增加。

（3）应避免性生活造成疲劳、萎靡不振，也不能影响工作和学习。

（4）大量饮酒后应避免性生活。

（5）妊娠期内前3个月进行性生活容易引起流产；妊娠末期容易引起早产和感染。因此在这些时间里应控制性生活。

（6）产褥期进行性生活可影响女性生殖器官的复原亦增加感染机会，因此应避免性生活。

2. 老年性生活的正确认识和方法

一般来说男性的性功能维持时间较长，到80岁或更高龄仍可保持阴茎勃起能力，但射精量和能力以及勃起硬度和性快感均有所减弱。女性性功能在 50 岁后逐渐下降，但至 60 岁或更高龄，也可有性欲发生，但强度和能力及性快感明显下降。可见老年人选行性生活也是正常生理现象。但由于受封建观念和社会舆论的影响，多数人对老年人的性生活存在不正确的看法，老年人本身也认为这是丢人的事。实际上，这些看法都是不正确的，只要老年人身体健康状况良好，没有严重器质性病变，正常的性生活不但没有害处，相反地对身心健康，对精神和情感上都有好处，因此人为地去限制老年人的性生活是不必要的。

当然，老年人身体状况减弱，特别有些人患有心、脑血管疾病，性生活要适度才是。

绝经后的妇女随着卵巢功能的衰退、雌激素的缺乏，生殖器官发生姜缩，阴道黏膜变得薄而脆、干涩，酸碱度也有所改变，性交时容易造成阴道或外阴损伤或产生性交困难和疼痛。

那么应当如何注意呢？

可在性交时涂一点滑润剂，如石蜡油、凡士林等。亦可用少量雌激素油膏，以增加阴道黏膜的抵抗力。但这种药不能长期应用，并且要在医师指导下方可应用。性交时动作要轻，不可粗暴，以免发生意外。

妇科炎症患者的饮食注意

1. 饮食宜清淡，不食羊肉、虾、蟹、鳗鱼、咸鱼、黑鱼等发物。
2. 忌食辣椒、麻椒、生葱、生蒜、白酒等刺激性食物及饮料。
3. 禁食桂圆、红枣、阿胶、蜂王浆等热性、凝血性和含激素成分的食品。
4. 多食瘦肉、鸡肉、鸡蛋、鹌鹑蛋、鲫鱼、甲鱼、白鱼、白菜、芦笋、芹菜、菠菜、黄瓜、冬瓜、香菇、豆腐、海带、紫菜、水果等。

附件（卵巢与输卵管）炎吃什么好

一、附件炎食疗方

食疗方	组成	用法	功效
1. 当归生姜羊肉汤	羊肉 500 克，当归 60 克，黄芪 30 克，生姜 5 片	羊肉切块，与当归、黄芪、生姜共炖汤。加盐及调味品，吃肉饮汤	益气养血。适用于气血虚弱型痛经

续表

食疗方	组成	用法	功效
2. 山楂红枣汤	山楂 50 克，生姜 15 克，红枣 15 枚	以上药水煎服用。每日 1 剂，分 2 次服	活血化瘀，温经止痛，行气导滞。适用于经寒血瘀型痛经
3. 炒山楂	山楂 30 克，向日葵籽 15 克，红糖 60 克	将山楂、向日葵籽烤焦后研末，加红糖冲服。分 2 次服，每日早、晚各 1 次。于经前 1~2 日开始服或经来即服。每次月经周期服 2 剂，连用 1~2 个月	活血化瘀，收敛镇痛，补中益气。适用于气血虚弱型痛经
4. 败酱紫草煎	败酱草 45 克、紫草根 15 克	将上 2 味放入水中煎煮，加入红糖服用	具有清热、解毒、利湿的作用
5. 马齿苋公英粥	马齿苋 15 克、公英 15 克、大米适量	先将前两味放入水中煎煮，去渣取汁放入大米煮粥，熟后放入冰糖服食	具有清热解毒作用
6. 薏苡仁红花粥	薏苡仁 30 克、红花 10 克、小米适量	先将前两味放入水中煎煮，去渣取汁放入小米煮粥，熟后直接服食	具有清热、利湿、活血的作用，适用于附件炎湿热瘀滞者

二、附件炎吃哪些对身体好？

1. 摄取足够的蛋白质，多吃瘦肉类、蛋、豆腐、黄豆等高蛋白食物，以补充经期所流失的营养素、矿物质，提高免疫力。

2. 多吃高纤维食物，如蔬菜、水果、全谷类、全麦面、糙米、燕麦等食物。摄入足够的高纤维食物，可增加血液中镁的含量，可调整月经和镇静神经，这是附件炎的饮食中最为重要的。

3. 即将面临围绝经期附件炎的女性朋友，应多摄取牛奶、小鱼等钙质丰富的食品。

4. 月经量较多的附件炎女性朋友，应多摄取菠菜、蜜枣、红菜（汤汁是红色的菜）、葡萄干等含铁量多的食物，以利补血。

三、附件炎最好不要吃哪些食物？

1. 最好避免咖啡因：咖啡、茶、可乐、巧克力中所含的咖啡因，使你神经紧张，可能促成月经期间的不适，附件炎的饮食调节中应避免饮用这些饮品。此外，咖啡所含的油脂也可能刺激小肠。

2. 附件炎应注意禁酒：假使你在月经期间轻易出现水肿，则酒精将加重此问题。附件炎的饮食调节中勿喝酒，假如非喝不可，则限制在 1~2 杯酒之间。禁食生冷食物。

3. 少吃刺激的辛香料、碳酸饮料、酒。

妇科炎症白带异常食疗方法

白带是妇女阴道的分泌物。在正常情况下，白带量不多，颜色透明如鸡蛋清，略有臭味。如果白带量增多，颜色、性状、气息有所变化，便属于病态，称为白带分外或带下病。本病多因阴道炎症、子宫颈或子宫体病变、盆腔炎等产生。

白带是阴道黏膜渗出物、宫颈管及子宫内膜腺体分泌物等融合形成，其形成与雌激素的作用有关。

白带分外的防治，最先在茶饭上要少食辛辣和油腻生冷之品，应多食用一些益脾补肾和清热利湿的食物，如莲子、大枣、山药、薏苡仁、冬瓜仁等。

如为脾虚和肾虚所致的白带质稀、量多，可任用扁豆、白果、蚕豆、绿豆、豇豆、黑木耳、胡桃肉、淡菜、龟肉、芹菜、芡实、荠菜、乌鸡、石榴皮、乌贼骨、鸡冠花、马齿苋、石榴、鳜鱼、赤小豆等彻底食疗。

此外，白带分外的防治，最先应节制房事，关注月经期、妊娠期和产褥期的卫生。不洗公共盆浴，患有足癣的妇女，洗脚与洗外阴的毛巾、盆要区别使用。

食疗方法：

（1）黑木耳、红糖各适量。将黑木耳烘干，研末，用糖水送服。每日 2 次，每次 2 克。适用于赤白带下。

（2）墨鱼 100 克，瘦猪肉 200 克，淮山药 10 克，莲子 4 克。将墨鱼、猪肉切碎，与山药、莲子同炖。食肉饮汤，适用于白带过多。

（3）鲜马齿苋 200 克，生鸡蛋 2 个。将马齿苋捣烂滤汁，生鸡蛋去黄，用蛋白和马齿苋汁搅匀，开水冲服，每日 1 次。适用于白带过多。

（4）冬瓜子 90 克，冰糖 90 克。将冬瓜子捣烂，干扰冰糖，开水炖服，早晚各 1 次。适用于白带过多。

（5）藕汁半碗，红鸡冠花 3 朵，水煎，调入红糖服，每日 2 次。

（6）韭菜根适量，鸡蛋 1 个，红糖 10 克。将韭菜根洗净，水煎，调红糖煮熟后共食用。每日 1 剂，连服 7 天。适用于白带过多。

（7）白扁豆250克。将白扁豆炒黄，研末，每日2次，每次6克，米汤送服。适用于白带过多。

告别不良习惯

1. 经常冲洗阴道，画蛇添足

不少女性在就诊时会不解地问医生："我很注意清洁，每天用阴道冲洗液，怎么还会得病？"。女性阴道是一个弱酸性的环境（pH 4～5），其本身对很多细菌就有一定的抑制作用，很多阴道冲洗液都是碱性的，不仅起不到杀菌的作用，反而会中和了阴道内的酸性，使得阴道抵抗细菌的能力大大下降。没有病而用冲洗液、护理液，更是多此一举。日常清洁只需用温水即可。

2. 卫生护垫，不必要

卫生护垫只需在月经之前和之后使用，每天使用是不必要的。卫生护垫多为不透气，会使闷热的湿气无法散发，每天勤换内裤一样能达到清洁的目的。

3. 过紧、不透气的裤子，不可取

裤子太紧或材料不透气都会导致下体血液循环不畅，局部温度升高，闷热湿气无法散发。

4. 经期性生活，要不得

月经期的子宫内膜处于暴露的出血状态，形成一个广泛的创面，此时的抗病能力较差，加上月经血液滞留，细菌不仅易乘虚而入，而且有一个很好的繁殖环境，经期性生活极易导致盆腔炎。

5. 滥用抗生素，适得其反

多数妇科药品仍含有甲硝唑、克霉唑类抗生素，过多使用这类药品的直接后果就是使病菌产生耐药性，破坏阴道菌群间的制约关系，导致真菌生长旺盛，治疗周期不断延长。

春季潮湿谨防真菌性阴道炎缠身

春季气候反复无常，空气潮湿，女性由于生理结构特殊，很容易被这些复苏过来的细菌侵扰。另外，连续的阴雨天气造成女性晾晒的内裤未能得到紫外线的有效杀菌，女性的卫生用品在春季容易霉变，也使不少女性患上真菌性阴道炎，又痒又痛苦不堪言。对此，妇科专家指出：约75%的女人一生至少患过一次真菌性阴道炎，这与抵抗力、气候变化和所处的环境有关，患真菌性阴道炎轻者难

受，重时则痛不欲生。

真菌性阴道炎是人们习惯性的说法，实际上这是种念珠菌引起的阴道炎，当人体抵抗力下降，或患严重疾病以及有复合维生素 B 缺乏，或长期使用免疫抑制剂时，真菌性阴道炎就容易乘虚而发。

真菌性阴道炎常见症状有白带增多及外阴、阴道瘙痒和灼痛，排尿时尤为明显，还可有尿频、尿痛及疼痛。典型的真菌性阴道炎，白带黏稠，呈白色豆渣样或凝乳样，有时白带稀薄，含有白色片状物。

真菌性阴道炎的诊断并不困难，做阴道分泌物检查既可证实诊断。真菌性阴道炎可并发宫颈炎、盆腔炎，也常与滴虫性阴道炎同时发生，女性的生殖器炎症均可引起阴道白带的异常改变，有的患者因为瘙痒，也可造成外阴肿胀、发炎。

简单四招拒绝真菌找上身

1. 定期体检

家中的自我检查也很重要，如果发现阴道发痒、分泌物增多并出现异味以及下腹部或腰部疼痛时，应首先警惕女性炎症并及时体检。力求早发现、早治疗，以免酿成不可挽回的后果。

2. 养成良好的个人卫生习惯

保持下身清洁干燥，尽量不搔抓下身，采用正确的方法清洗外阴，保持外阴清洁干燥，炎症未完全治愈时，应避免同房。目前天气状况，女性应尽量少用护垫，因为护垫上容易滋养细菌导致阴道炎或者宫颈炎，同时滥用调理液也是一大忌。不穿紧身不透气的内裤，内裤的面料以吸湿性、透气性均好的棉、麻织品为佳，每日换洗内裤，换下的内裤一定要单独洗，防止交叉感染。

3. 避免长期久坐、穿紧身裤、频繁使用护垫

这些会导致女性私密处经常处在潮湿、温暖的环境下，再加上空气流通差、散热难等，特别适合真菌生长，久而久之，就会阴道菌群失调。尤其是有些护垫还添加了消炎、杀菌等药物成分，对健康女性而言，在杀灭阴道致病菌的同时也会损伤有益菌，反而造成阴道菌群紊乱。

4. 多喝水，均衡饮食

多吃些鱼类、肉类、蛋类、豆类制品等蛋白质丰富的食物和富含维生素的新鲜蔬菜，食用含铁食物，忌食辛辣、生冷、高脂、高糖的食物。

妇科疾病最忌"拖"一旦发病应及时诊治。其实，真菌性阴道炎是一种常

见的妇科病，如果患了此病，女性朋友最好不要自行随意购置一些外用洗剂治痒，轻则浪费，重则影响自己生育甚至危及健康。出现阴道炎症不必惊慌失措，一方面要及时就医，另一方面要做好防范。注意休息，避免劳累，适当锻炼，增强体质；调整心态，保持心情的同时，平时要从生活细节上防范，妇科疾病最忌"拖"，大多数女性因羞于启齿而忍着、拖着，不仅承受越来越大的痛苦，还会使炎症进一步感染扩大到整个生殖系统，变成顽固性疾病。